DE LA VALEUR THÉRAPEUTIQUE

ET OPÉRATOIRE

DE L'IRIDECTOMIE

PAR

Le Dʳ J.-J. PEYROT

CHIRURGIEN DES HÔPITAUX,

PROSECTEUR DE LA FACULTÉ DE MÉDECINE

PARIS

LIBRAIRIE J.-B. BAILLIÈRE ET FILS,

19, RUE HAUTEFEUILLE, 19,

(Près le boulevard Saint-Germain).

1878

DE LA VALEUR THÉRAPEUTIQUE

ET OPÉRATOIRE

DE L'IRIDECTOMIE

TRAVAUX DU MÊME AUTEUR

*Etude expérimentale et clinique sur le thorax des pleuré-
tiques et sur la pleurotomie,* Thèse de Doctorat, Paris,
1876, librairie J.-B. Baillière et fils.

*Sur les tensions intra-thoraciques dans les épanchements
de la plèvre,* (Archives générales de médecine, 1876).

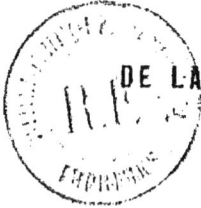

DE LA VALEUR THÉRAPEUTIQUE

ET OPÉRATOIRE

DE L'IRIDECTOMIE

PAR

Le Dr J.-J. PEYROT

CHIRURGIEN DES HÔPITAUX,
PROSECTEUR DE LA FACULTÉ DE MÉDECINE.

PARIS

LIBRAIRIE J.-B. BAILLIÈRE ET FILS,

19, RUE HAUTEFEUILLE, 19,

(Près le boulevard Saint-Germain).

1878

AVANT-PROPOS.

J'avais dans ce travail à donner une idée de la valeur thérapeutique et opératoire de l'iridectomie. Valeur thérapeutique! ces mots visaient évidemment les cas dans lesquels l'iridectomie joue un rôle curatif soit antiphlogistique, soit optique. Valeur opératoire! il s'agissait surtout de voir le secours qu'elle apportait à d'autres opérations à celle de la cataracte par extraction surtout. Comment se faire une idée juste de tout cela! Prendre tous les faits connus, les analyser! travail immense qui demanderait des mois et qui aboutirait à des conclusions peut-être contestables, car nous ne connaissons jamais qu'une petite partie des faits, celle que les opérateurs veulent bien publier. Chercher toutes les statistiques les comparer et conclure d'après elle! Mais qui ne sait ce que valent les statistiques? On a dit avec raison qu'une statistique n'apprend jamais rien qu'à celui qui l'a faite. Il nous restait le parti d'exposer simplement et d'une façon élémentaire sans

1

grand effort d'érudition les faits généralement admis et de discuter les autres de notre mieux en nous appuyant sur les opinions des gens compétents et sur nos connaissances générales et spéciales. C'est ce que nous nous sommes contenté de faire.

L'iridectomie a toujours été divisée suivant ses indications en trois groupes principaux :

1° On l'appelle *iridectomie antiphlogistique* lorsqu'elle est pratiquée dans un but purement thérapeutique et notamment pour combattre des accidents inflammatoires qui ne peuvent être calmés autrement.

2° Elle est dite *prophylactique* ou *combinée* lorsqu'on l'adjoint à une autre opération dans le but d'en faciliter l'exécution et d'en rendre les suites moins graves.

3° Elle *est optique* lorsqu'elle est destinée à ouvrir simplement une voie nouvelle aux rayons lumineux qui ne peuvent plus pour une raison au pour une autre traverser la pupille normale.

Nous étudierons l'iridectomie sous trois chapitres distincts, correspondant à chacune de ces trois espèces.

CHAPITRE PREMIER.

IRIDECTOMIE ANTIPHLOGISTIQUE.

Le cadre de l'iridectomie antiphlogistique comprend tous les cas dans lesquels le chirurgien se propose d'agir par cette opération sur l'innervation, sur la vascularisation, sur les sécrétions ou sur un point quelconque de la nutrition de l'œil.

Il est admis généralement que l'excision de l'iris peut entraîner de puissantes modifications dans l'exercice de toutes ces fonctions locales. Malheureusement le mécanisme par lequel ces modifications se produiraient n'est pas aussi connu qu'on peut le souhaiter. Les explications n'ont assurément pas manqué ; il est trop facile de faire voir leur peu de valeur, dans la plupart des cas.

Ce qui doit tout d'abord nous frapper, c'est que ni l'étude anatomique de l'œil, ni l'expérimentation pratiquée sur les animaux, ni les observations d'iridectomie en quelque sorte accidentelle que l'on a pu recueillir chez l'homme dans les cas où la nutrition de l'organe se trouvait normale, ne semblent avoir éclairé la question qui nous occupe. Ce n'est pas en partant d'expériences physiologiques et sous l'influence d'idées établies à l'avance que De Græfe est arrivé à préconiser l'iridectomie comme le moyen par excellence de modifier l'énergie des sécrétions intra-oculaires. Ses premières observations ont été faites comme par hasard sur des yeux malades. Plus tard, il est vrai, il expérimenta sur l'œil sain ; nous verrons avec quel succès. Depuis lors beaucoup d'autres préoccupés comme lui d'éclairer la pathologie et la thérapeutique oculaires, ont cherché à établir le plus nettement possible les procédés suivant lesquels l'œil se nourrit et secrète. Nous devons résumer brièvement ces travaux au point de vue spécial où nous sommes placés, au point de vue de l'iridectomie.

§ 1er. EXPOSÉ PHYSIOLOGIQUE.

Les différentes parties dont l'œil se compose sont soumises aux lois générales qui régissent partout la nutrition des tissus. Mieux qu'ailleurs, peut-être, nous connaissons ici la distribution des vaisseaux et l'action du système nerveux. Mais l'organe est complexe ; il présente des particularités de construction que nous ne retrouvons dans aucun autre point de l'économie. De là des notions tout à fait spéciales et pourtant de la plus haute importance, celle de la tension intra-oculaire par exemple, qui domine absolument l'histoire de la nutrition de l'œil, de sa pathologie et de sa thérapeutique.

A. — *De la tension intra-oculaire et de ses variations.*

Au point de vue statique, et la rétine mise à part, l'œil se compose de trois parties superposées : 1° une coque résistante, la sclérotique ; 2° une membrane vasculaire qui forme l'appareil irido-choroïdien, et 3° un ensemble de parties transparentes, les unes liquides, les autres demi-liquides, les autres enfin solides, qui constituent les milieux de l'œil.

La coque résistante est percée de deux orifices, l'un antérieur, l'autre postérieur : mais ceux-ci sont fermés tous les deux, le premier par la cornée, le second par le nerf optique. Les milieux sont donc absolument enfermés dans la sclérotique. Ils s'y trouvent sous une certaine pression que l'on peut mesurer directement, soit avec un manomètre, comme on le fait dans les expériences sur les animaux, soit avec un instrument dont les résultats sont bien moins nets, mais qui peut s'appliquer à l'homme, avec le tonomètre. Donders estime la pression intra-oculaire normale à 40 millimètres de mercure (1). Je me borne à rappeler ici quelques observations de MM. les docteurs Van Hippel, A. Grünhagen, Adamück.

Nous trouvons les chiffres suivants (2) :

1º Lapin..........	21	millim. de mercure.	
2º —	27	—	—
3º —	64.5	—	—
4º Chat	46	—	—
5º Chien..........	32	—	—
6º —	38	—	—
7º Lapin..........	36	—	—
8º —	23	—	—
9º Chat..........	28	—	—
10º —	23	—	—
— —	25	—	—

On voit donc que les milieux de l'œil se trouvent soumis à une pression qui dépasse, en moyenne, de 30 à 35 millimètres de mercure la pression extérieure.

Rien n'est plus facile que de faire varier expé-

---

(1) Donders, Congrès ophth. de Heidelberg, 1864, Ann. d'oculist., t. LIV, p. 123.

(2) Les cinq premières observations sont consignées dans un mémoire publié par :—Arch. für Ophthalmogie. 1869. B. XV. abth. 1, p. 265. — Les quatre suivantes dans : Comptes rendus de la Soc. ophth. d'Heidelberg, session 1869, in ann. d'oculistiq., vol. LXIII, p. 71. — Les deux dernières, Adamück, ann. d'oculist , 1870, p. 108.

rimentalement cette pression, soit en plus, soit en moins.

Vient-on, par exemple, à provoquer l'issue d'une portion des milieux de l'œil, l'excès de pression disparaît dans la coque oculaire. L'œil, interrogé par le manomètre, ne provoque plus aucune ascension de la colonne mercurielle. Les milieux sont en équilibre avec la pression atmosphérique. L'exploration du globe oculaire avec le doigt nous donne alors une sensation de mollesse et de flaccidité remarquables. Fait-on sortir une grande partie des milieux, la notion de la vacuité de l'œil devient plus évidente sous les doigts, quoique, du reste, la tension intérieure ne change pas. Laisse-t-on enfin l'œil abandonné à lui-même, les milieux se reproduisent, et l'organe reprend bientôt, — au moins dans un grand nombre de cas, — son volume et sa tension ordinaires.

Il est encore plus facile de produire des effets inverses, c'est-à-dire d'augmenter la tension des milieux intra-oculaires. Une simple pression exercée sur le globe amène une ascension marquée de la colonne manométrique; l'injection de quelques gouttes d'eau dans les milieux eux-mêmes est suivie d'une élévation qui atteint presque immédiatement des chiffres assez considérables, 200-215 millimètres, par exemple. L'œil prend alors une dureté caractéristique, qui a été justement comparée à celle d'une bille de marbre dureté que nous retrouvons dans certains cas pathologiques.

Mais dans les expériences, quand on opère sur un animal vivant, les élévations de la colonne mercurielle que l'on a pu obtenir ne durent qu'un instant. Au bout d'un temps très-court le manomètre commence à indiquer un abaissement de la tension intra-oculaire, et très-rapidement il retombe au voisinage de la tension originelle. En même temps l'œil reprend sa consistance ordinaire. Pour reproduire et l'élévation manométrique et la dureté anormale de l'œil, il faut injecter de nouvelles quantités de liquide. Ce jeu peut être continué longtemps.

Cette expérience est facile à interpréter. L'excès de la pression intra-oculaire disparaît vite parce que dans l'œil se produit très-vite aussi l'absorption de l'eau que nous y avons injectée. Pour maintenir la pression à une hauteur un peu considérable, il faut répéter continuellement les injections, pour ainsi dire, à moins de mettre obstacle à la résorption par la ligature des veines, comme l'a fait Weber, ou bien injecter un liquide qui ne se prête pas à l'absorption, comme de l'huile, par exemple,

De ce simple fait nous pouvons tirer la notion que les variations de la pression intra-oculaire peuvent être considérées comme la résultante de deux actions combinées :

1º Une secrétion intra-oculaire que l'on peut imaginer libre, ou incorporée aussitôt après sa production au corps vitré;

2º Une résorption qui fait disparaître tout excès de secrétion.

A ces deux termes il faut pourtant en ajouter un troisième. La coque sur laquelle réagissent les milieux joue aussi un rôle capital et qu'il est facile de concevoir.

Si cette membrane était très-facilement extensible, si elle cédait au moindre effort, la sécrétion intra-oculaire aurait beau devenir plus considérable, il n'y aurait pas d'élévation dans la tension intra-oculaire, l'œil augmenterait simplement de volume.

Si la coque était absolument inextensible au contraire, la moindre quantité de liquide que l'on chercherait à introduire dans le globe oculaire porterait immédiatement les milieux à une énorme tension, en vertu de la loi de l'incompressibilité des liquides.

Entre ces deux extrémités on conçoit bien des positions moyennes dans lesquelles l'enveloppe externe de l'œil pourra présenter une élasticité toujours bien peu considérable sans doute, mais enfin assez réelle. Cette élasticité de la sclérotique sera mise en jeu toutes les fois que sous l'influence d'une augmentation des milieux de l'œil la pression intra-oculaire, tendra à s'élever.

Elle s'opposera dans une certaine mesure à cette
élévation même, si bien que, étant donnée une
augmentation constante dans le volume des
milieux oculaires, la tension s'élèvera d'autant
plus dans ces milieux, que la sclérotique sera
moins élastique. Nous n'avions qu'à signaler le
fait en passant, nous pourrons en tirer plus tard
des déductions utiles.

Nous venons de montrer comment on peut concevoir la pression intra-oculaire, comment on la
constate et comment on peut la faire varier expérimentalement. Nous devons rappeler maintenant
que cette pression est soumise normalement à des
variations physiologiques continuelles.

Après un repas copieux, ou bien lorsqu'une application soutenue a nécessité des efforts d'accommodation considérables, ou bien encore lorsqu'une émotion vive a été ressentie, l'œil est brillant, tendu, un peu volumineux ; il sort de la tête
comme on dit. A ce moment il existe une tension
plus grande des milieux intra-oculaires, en même
temps qu'une hypersécrétion de tous les produits
glandulaires annexés à l'appareil de la vision.
C'est dans ces moments de réplétion exagérée
qu'éclatent subitement parfois, ces accidents glaucomateux, liés comme on sait à l'exagération de
la tension intra-oculaire.

Pendant le calme complet au contraire, et notamment d'après Arlt (1) pendant le sommeil, il y aurait une diminution appréciable de la tension intra-oculaire.

Les mêmes variations dans la tension intra-oculaire que nous avons notées dans l'ordre physiologique ou que nous produisions expérimentalement, nous les voyons se montrer dans les cas pathologiques, et souvent avec une intensité tout à fait particulière.

Tantôt d'une façon passagère, et sous l'influence de quelque cause facile à déterminer, comme une lésion de la cornée, de l'iris ou de la choroïde, etc., tantôt d'une façon plus durable dans les affections dites glaucomateuses, nous constatons une exagération de la tension intra-oculaire. On peut noter là plusieurs degrés, dont le tonomètre a essayé, mais avec peu de succès, de donner la mesure. En l'absence de mensuration directe, le doigt permet d'apprécier l'augmentation de la pression intra-oculaire, en donnant une notion assez exacte de la dureté à laquelle est parvenu le globe. C'est à l'augmentation de volume des milieux de l'œil et à elle seule que peut être rapporté ce changement dans la pression intra-oculaire, aussi bien pour les cas pathologiques que pour les cas physiologiques.

---

1) Cité in thèse de Piéchaud, page 14.

B. — *Mécanisme des variations de volume des milieux de l'œil.*

Un moyen de concevoir ces variations, et le seul moyen, croyons-nous, c'est d'admettre que l'œil fournit continuellement aux milieux qu'il contient de nouvelles quantités de liquide, et que continuellement aussi il se fait une absorption de ces liquides. L'équilibre est atteint lorsque ces deux fonctions se balancent exactement. La sécrétion augmente-t-elle un peu ? L'absorption doit bien vite se mettre à son niveau sous peine d'hypertonie. L'absorption est-elle dominante par le fait probablement d'une diminution préalable de la sécrétion, l'hypotonie s'établit. Mais les lésions de cet ordre, moins fréquentes, sont peu connues, et ce n'est pas à elles que nous avons affaire ici.

L'hypertonie peut donc dépendre de deux causes distinctes : 1º d'une sécrétion exagérée des liquides intra-oculaires, ou bien 2º d'un obstacle à l'absorption de ces liquides; ce sont deux points qu'il faut examiner séparément.

1º *Sécrétions dans la coque oculaire.* — Les sécrétions dans la coque oculaire peuvent avoir deux effets : augmenter la quantité de l'humeur aqueuse, ou accroître le volume de l'humeur vitrée. Les deux faits sont bien établis. On sait que l'humeur aqueuse augmente en quantité dans certaines affections de l'iris et du cercle ciliaire; que normalement elle se reproduit très-vite, qu'un trocart plongé dans la chambre antérieure fournit un écoulement constant qui chez un chien ou un chat est de 5 à 6 gouttes par minute, etc. D'autre part on ne peut douter que dans un grand nombre de cas pathologiques l'humeur vitrée ne présente un accroissement de volume rapide qui se traduit par la projection en avant du cristallin, la compression du corps ciliaire et de l'iris, l'effacement de la chambre antérieure, etc. Cet accroissement peut-il être compris autrement que comme une sorte de gonflement du corps vitré, imbibé par une abondante sécrétion oculaire? Dans ce dernier cas on pourrait être induit en erreur et croire à tort à une augmentation du corps vitré s'il venait à se faire, ainsi que le pensent quelques auteurs, un épanchement intra-oculaire siégeant entre les membranes de l'œil, par exemple entre la choroïde et la sclérotique. C'est un point qu'il n'est pas utile de discuter maintenant. Il nous suffit que la réalité des sécrétions intra-oculaires au niveau du corps vitré, et en avant de lui dans les chambres de l'œil, se trouve hors de contestation.

L'organe de cette sécrétion, ne saurait être douteux. Il y a dans l'œil un ensemble de parties dont la vascularisation extrême semble faite spéciale-

ment en vue de cette fonction. C'est l'appareil
irido choroïdien. Aucune autre partie de l'œil ne
saurait jouer le même rôle. Mais toutes les parties
de cet appareil possèdent-elles également ce pouvoir ?

Il est certain que la transsudation des liquides
peut se faire dans toutes les parties de la choroïde
et de l'iris. On l'a démontré surtout pour les parties antérieures de l'appareil, elle n'en est pas
moins hors de doute pour les parties postérieures.
On a objecté qu'au niveau de la choroïde, des liquides ne sauraient passer de la choroïde dans le
corps vitré sans altérer les fonctions de la rétine,
qu'ils doivent nécessairement traverser. Mais
c'est là une supposition qui n'a pas une très-
grande valeur. Les hémorrhagies, dans le corps vitré, selon presque tous les ophthalmologistes, ont
leur source dans la choroïde, et pourtant le passage du sang à travers la rétine ne laisse souvent
aucune trace. Entre ce processus grossier et la
transsudation d'un liquide séreux qui vient gonfler
l'humeur vitrée, quelle différence pourtant! Dans
sa partie antérieure, au niveau de l'ora serrata, la
rétine n'existe plus en tant que membrane ner-
veuse, et, à ce niveau, le passage des humeurs se
trouverait, dans tous les cas, incapable de produire le moindre inconvénient. Les sécrétions di-
rectes vers le corps vitré sont d'ailleurs bien dé-
montrées par ces faits, dans lesquels le cristallin,

poussé en avant comprime l'iris et les procès ciliaires, s'oppose à la sécrétion de l'humeur aqueuse
à ce niveau, efface la chambre antérieure. Ici il
faut bien que le corps vitré tire son augmentation de volume des parties qui l'avoisinent directement, de la choroïde.

Lorsque les choses ne sont pas poussées à ce
point, dans l'œil normal ou à peu près normal, on
admet que les humeurs intra-oculaires peuvent
facilement passer des chambres dans le corps vitré, ou du corps vitré dans les chambres, à travers
la zone de Zinn. Ainsi s'établit et se maintient
l'équilibre de tension entre les divers milieux de
l'œil. Il est infiniment probable que dans les modifications physiologiques de la tension oculaire
l'équilibre entre les parties antérieure et postérieure est constitué pour ainsi dire instantanément.

On n'a pas seulement admis l'existence d'un
déversement de liquide vers le corps vitré. La possibilité d'une sécrétion choroïdienne en dehors de
cette membrane a été indiquée aussi à plusieurs
reprises.

En 1864, le professeur Le Fort défendait à la Société de chirurgie l'opinion que dans le glaucome
aigu il existait en dehors de la choroïde une sécrétion à laquelle la paracentèse de la sclérotique donnait facilement issue.

Schwalbe en 1870 sembla donner un solide ap-

pui à ces idées par ses travaux sur la séreuse sous-
choroïdienne. On peut les résumer en quelques
mots. La mobilité bien connue de la choroïde sur
la sclérotique n'existe pas à la période embryon-
naire ; elle se développe avec l'âge, ce qui semble
en rapport avec les mouvements de translation
qu'exigent les efforts d'accommodation. Les deux
faces par lesquelles la choroïde et la sclérotique se
correspondent et se meuvent l'une sur l'autre, pré-
sentent, abstraction faite des vaisseaux rompus qui
forment de petits flocons, un aspect brillant et poli
tout à fait comparable à celui d'une séreuse. Il y a
donc là de prime abord toute l'apparence d'une
cavité séreuse, d'un sac lymphatique ainsi qu'Ar-
nold l'avait déjà dit. Cette analogie devient bien
plus frappante si l'on arrive à l'étude histologique.
Si en effet on étudie ces parois après imprégnation de nitrate d'argent, suivant la méthode de
Recklinghausen, on arrive facilement à démontrer à leur surface l'existence d'un endothé-
lium (1).

En définitive il existerait pour Schwalbe une
séreuse intra-oculaire qui aurait pour limite en
arrière le pourtour du nerf optique, en avant les
attaches scléroticales du corps ciliaire. Cet espace

(1) Schwalbe, Untersuchungen über die Lymphbahnen
des Auges und ihre Begrenzungen (Archiv. für mikros-
cop. anat. von Max Schultze, Bonn, 1870, p. 1.)

joint aux voies lympathiques de la rétine et au trajet situé entre la gaine interne et la gaine externe du nerf optique constituerait ce que l'auteur appelle l'ensemble des voies lymphatiques du segment postérieur de l'œil.

A peine le travail de Schwalbe était-il connu que le Dr A. Sichel fils dans les annales d'oculistique(1) tenta d'expliquer par un épanchement dans la nouvelle séreuse la production du glaucome. Son travail semble se ressentir de la hâte avec laquelle il a paru. Nous n'y trouvons pas la preuve que du liquide puisse réellement se produire en ce point, mais seulement des hypothèses ingénieuses que des recherches nouvelles ont presque toutes fait disparaître.

Le professeur Le Fort revenant à son idée de 1854 a défendu au congrès médical de Bordeaux, en 1872, cette opinion que l'affection désignée sous le nom de glaucome aigu tient bien réellement à un épanchement en dehors de la choroïde. Il affirmait alors avoir pu retirer du liquide par la paracentèse de la sclérotique, en avoir vu s'infiltrer sous la conjonctive. Il a rapporté deux faits nouveaux de paracentèse de la sclérotique, à l'appui de sa manière de voir, en 1876.

La sécrétion en dehors de la choroïde, malgré les

(1) A. Sichel fils, *Annales d'oculistiq.*, t. LXVI, 1871, p. 19.

faits auxquels je viens de faire allusion, paraît encore douteuse à la plupart des chirurgiens. Si elle existe réellement, elle doit être rare, et uniquement pathologique comme les épanchements dans toutes les séreuses. Elle ne peut en aucune façon entrer en ligne de compte dans la production des variations physiologiques de la tension intra-oculaire.

Au niveau de la partie antérieure de l'appareil irido-choroïdien, la sécrétion des liquides est beaucoup mieux connue, je ne voudrais pas dire beaucoup plus certaine que dans la région choroïdienne. C'est là en effet, que se produit l'humeur aqueuse. Les travaux d'Ivanoff et de Leber (1) ont parfaitement éclairé la question de l'origine de ce liquide. C'est au niveau des procès ciliaires et de la face postérieure de l'iris que se trouve sa source. La richesse vasculaire de ces parties, leur résistance à l'imprégnation par des liquides colorés qui indique l'existence d'un courant vers les chambres de l'œil, l'effacement de la chambre antérieure et la protrusion de l'iris lorsque la pupille est oblitérée, le prolapsus de l'iris quand la cornée est perforée, voici autant de preuves justement invoquées par Leber à l'appui du rôle secrétoire des parties que je viens d'indiquer. Mais ici les

_____

(1) Leber, *in Albrecht von Græfe, Archiv. für ophth*, t. XIX, 2ᵉ partie, p. 87.

faits sont tellement démonstratifs et les résultats
si bien connus qu'il est inutile d'insister davantage.

En définitive des liquides sont secrétés dans
l'œil ; l'appareil choroïdien est le point de départ
de cette sécrétion. Mais comment fonctionne cet
appareil ? Sous quelles influences se produisent les
variations de la sécrétion ? C'est ce que nous devons maintenant examiner.

On peut, croyons-nous, poser dès à présent en
principe, que la sécrétion intra-oculaire ne recon-
naît qu'une seule influence immédiate, la tension
sanguine. Tous les faits que nous connaissons le
démontrent pleinement.

L'élévation de la tension artérielle générale s'accompagne toujours d'une augmentation de la tension intra-oculaire. Ainsi, sur un animal curarisé
si l'on vient à comprimer l'aorte abdominale, on
voit le manomètre placé dans la chambre antérieure s'élever à mesure que monte la pression
sanguine dans les artères carotides. Ainsi encore,
si l'on électrise la moëlle allongée au niveau du
trijumeau, on observe à la fois que les carotides
sont gonflées et saillantes et que les yeux deviennent durs comme des billes de marbre. (Grünhagen
et von Hippel). Nous allons, en examinant les
phénomènes qui se passent au niveau de la circulation artérielle locale, trouver des faits qui démon-

treront encore mieux l'axiome que nous avons
posé.

Les modifications de la tension sanguine locale
dépendent principalement de deux causes : ou
bien de quelque action vaso-motrice du système
nerveux, ou bien, l'apport du sang n'étant pas
changé, de quelque obstacle à la sortie du sang
veineux qui déterminera une stase. On peut lais·
ser de côté à cause de sa faible importance la
fluxion collatérale qui pourrait être invoquée
pourtant quelquefois.

Les modifications dans la circulation artérielle
locale sont presque toutes commandées, disions-
nous, par le système nerveux.

Dans la célèbre expérience de Pourfour du Petit,
si souvent répétée et dont notre Cl. Bernard a
fait le point de départ de tant de découvertes, dans
la section du grand sympathique, on avait noté
de tout temps la dilatation des vaisseaux du côté
correspondant, et notamment celle des vaisseaux
de l'œil ; Wegner a fait voir que l'on observait en
même temps une diminution de la tension intra-
oculaire. L'absence de cette sécrétion tiendrait
ici à ce que le sang, par suite de la dilatation pa-
ralytique des vaisseaux, circule sous une moindre
pression.

L'irritation du grand sympathique, entre les
mains de Claude Bernard et de Wegner, a montré,
au contraire, en même temps qu'un rétrécissement

des vaisseaux, une élévation de la tension intra-
oculaire. L'excitation du centre cilio-spinal au niveau des deux dernières vertèbres cervicales produit le même effet que celle du grand sympathique. Mais ce n'est pas quand les vaisseaux sont
ainsi rétrécis qu'ils sont aptes à fournir d'éner-
giques sécrétions. Aussi admettrions nous volontiers avec Grünhagen et Van Hippel, si nous con-
naissions mieux l'appareil musculaire auquel ils
font allusion, que dans ce cas l'action du grand
sympathique ne s'exerce pas d'une façon directe
sur les vaisseaux, mais qu'elle agit d'abord sur les
fibres lisses de l'orbite, détermine leur contraction, et, par l'intermédiaire de cette contraction,
met obstacle au cours du sang veineux qui sort
de l'œil. De cette stase veineuse seule dépendrait
en définitive, comme on voit, l'hypersécrétion intra-oculaire dans ce cas.

Le nerf de la 5ᵉ paire possède, sur la circulation
de l'œil, un pouvoir bien plus énergique que le
grand sympathique. Si vous excitez le bout périphérique de ce nerf après sa section, vous déter-
minez une dilatation énergique des vaisseaux
de l'œil et en même temps une augmentation de
la tension sanguine. Ce tronc contient donc les
nerfs vaso-dilatateurs de l'organe de la vision.
En même temps que ces phénomènes se produisent, on note l'élévation extrême de la tension intra-oculaire. L'œil devient subitement dur comme

'une bille de marbre. Au lieu d'exciter le tronc du
nerf de la 5ᵉ paire, on peut, lorsqu'il est intact,
produire des effets analogues, mais moins complets, en irritant ses rameaux terminaux. Ainsi,
lorsqu'on projette de l'ammoniaque sur la cornée
d'un animal on détermine l'élévation à la fois de
la tension sanguine et de la tension intra-oculaire.
Il s'agit là, évidemment, de phénomènes réflexes.
On connaît l'influence des réflexes dans la
production du glaucome suivant Donders.

Mais la tension sanguine, avons-nous dit, peut
s'élever sous l'influence d'une simple stase du
sang veineux. Toute compression sur les *vasa
vorticosa* détermine une augmentation de la
tension intra-oculaire. Grünhagen et Von Hippel
ont lié ces veines et déterminé de la sorte un
véritable glaucome expérimental. Nous avons dit
qu'ils expliquaient par une compression analogue
dont les muscles lisses de l'orbite seraient les
agents, l'augmentation de la tension intra-oculaire qui succède à l'excitation du grand sympa-
thiqus. Adamuck (de Kazan) rapporte à un autre
point de vue l'expérience suivante, qui me paraît
corroborer tout à fait cette opinion : il irrite le
grand sympathique au niveau des deux dernières
vertèbres cervicales et observe la dilatation des
veines et le rétrécissement des artères intra-
oculaires. Dans le premier instant la tension des
milieux de l'œil ne varie point. C'est seulement

une minute après l'apparition de la dilatation
veineuse que se produit l'excès de tension intra-
oculaire,

Adamuck a rapproché ces faits de certains cas
pathologiques dans lesquels on pouvait accuser la
sclérotique de produire un véritable étranglement
des veines à leur sortie du globe oculaire. A
l'examen des yeux affectés de glaucome on trouve
selon lui les veines intra-oculaires dilatées, tandis
que les *vasa vorticosa* ne le sont nullement. La
séparation entre la partie large et la partie étroite
est établie par la sclérotique qui, boursoufflée,
étrangle les veines dans les anneaux qu'elles tra-
versent. C'est une application, comme on le voit,
de la théorie de Cusco sur le glaucome.

2° *Résorption des liquides intra-oculaires.* —
L'existence d'un courant qui de la partie centrale
de l'œil se porterait vers la chambre antérieure a
été admise de tout temps. Les anciens physiolo-
gistes pensaient que la cornée était le siége d'une
évaporation continuelle. Ils croyaient avoir vu
sourdre l'humeur aqueuse à sa surface. Leuvenhœck
lui-même avait décrit les pores par lesquels le liquide pouvait se faire jour au dehors. Mais cette
opinion n'a pas pu se soutenir en présence des
progrès de la physiologie et de l'anatomie.

Les expériences de Leber ont montré jusqu'à
l'évidence que la cornée n'était le siége d'aucune
transsudation, et que dans la cornée l'épithelium

de la membrane de Descemet mettait absolument
obstacle à ce phénomène. Pour lui c'était par la
voie ordinaire des résorptions, par les vaisseaux
que s'échappent les liquides. Il le prouvait en mon-
trant que la ligature des vaisseaux maintient longtemps l'augmentation expérimentale de la tension
oculaire. Mais où se trouve le lieu de cette résorption? On ne peut guère penser à la choroïde ni à la
face postérieure de l'iris ni aux procès ciliaires.
Toutes ces parties n'absorbent point; elles se-
crètent, au contraire. La face antérieure de l'iris
est le seul point de l'appareil irido-choroïdien qui
ne joue point le même rôle, ainsi que nous l'avons
vu. C'est là qu'il était naturel de localiser l'absorption des liquides oculaires. Leber a confirmé les
idées que l'on avait pu concevoir à l'avance, en
pratiquant des injections colorées dans la chambre
antérieure. Cette expérience qui nous a permis de
reconnaître déjà les portions secrétantes, nous dé-
voile aussi celles qui absorbent. Le liquide co-
loré ne se fixe que dans les points où le courant se
porte des parties intérieures de l'œil vers l'extérieur, et ces points sont toujours le ligament pectiné, les alentours du canal de Schlemm, un peu la
face antérieure de l'iris.

Le canal de Schlemm avec le plexus veineux qu'il
contient semble être en définitive le lieu d'absorption des humeurs intra-oculaires. Le passage se
fait par un phénomène de simple imbibition, à

travers les membranes minces et fenêtrées qui cir-
conscrivent de ce côté la chambre antérieure.

Il est fâcheux que des divergences assez sérieuses
subsistent encore entre les auteurs au sujet du
canal de Schlemm. Tandis que Sappey le consi-
dère comme un canal destiné à recevoir toutes les
veines de l'iris et à fournir les veines ciliaires antérieures, Leber y voit un plexus veineux qui reçoit
surtout les veines émanées de la partie antérieure
du corps ciliaire. Il admet du reste aussi que les
veines ciliaires antérieures naissent de ce plexus.
Selon Ivanoff et Rollet (1) il faudrait distinguer
dans le point où on décrit le canal de Schlemm
deux conduits différents, celui de Schlemm et celui
de Fontana. Ce dernier serait placé entre la face
antérieure de l'iris et la face postérieure du ligament pectiné que complète dans l'intervalle de ses
dentelures, un simple épithélium. Ce serait peut-
être un conduit lymphatique? Quant au canal de
Schlemm il serait placé dans l'épaisseur de la sclérotique,

Malgré la diversité de ces interprétations (et
nous pourrions encore citer d'autres opinions plus
ou moins éloignées de celles-ci), un fait reste constant, c'est que les liquides de l'œil gagnent la zône
qu'occupe le canal de Schlemm et qu'ils y dispa-

---

(1) Remarques sur l'anatomie des attaches de l'iris et
de l'anneau ciliaire. 1867, *Archiv. für ophth.* B. XV, 17.

raissent résorbés et enlevés par les veines ciliaires
antérieures.

Existerait-il outre le déversoir dont nous venons
de parler, un lieu d'écoulement à la partie postérieure de l'œil pourles liquides qui transsuderaient
de l'humeur vitrée? L'existence aujourd'hui in-
discutable des canaux intra-nerveux décrits par
Schwalbe et qui communiquent avec les espaces
sous-séreux de la Pie-mère pourraient y faire
penser. L'influence bien connue de la tension intra-crânienne sur la pression intra-occulaire semblerait jusqu'à un certain point corroborer cette
opinion (1). Peut-être l'influence de la tension
intra-crânienne n'est-elle pas directe. Je pense
qu'elle peut s'exercer par l'intermédiaire des
vaisseaux ou du système nerveux lui-même. C'est
un point encore à discuter ; mais dès à présent il

(1; Toute augmentation de tension dans l'intérieru u d
crâne est immédiatement suivie d'une élévation de la
tension intra-oculaire.—Leyden, *Virchows Archiv.*, 1866,
B. 37, S. 520. — Hippel et Grünhagen, Ueber den Einfluss
der Nerven, etc.—*Arch, f. ophth.*, B. XIV, 3, et XV, 1.—
Au moment d'un choc sur le crâne la tension du liquide
rachidien s'élève instantanément à un degré considérable,
et au même moment les yeux deviennent plus saillants,
plus durs et perdent leur sensibilité cornéenne. —Duret,
*Études expérimentales et cliniques sur les traumatismes
cérébraux.* Paris, 1878, p. 47, 92, 119 ; — de même et
d'une façon encore plus marquée, quand on fait une injection coagulante dans la cavité de l'arachnoïde, Duret,
loc. cit., p. 174.

me semble que les résorptions à ce niveau ne peuvent avoir l'importance de celles qui se font à la partie antérieure de l'œil.

C. — De l'iridectomie dans ses rapports avec la tension intra-oculaire normale.

Les faits que nous connaissons maintenant, nous permettent-ils de concevoir comment l'iridectomie pourrait amener un abaissement de la tension intra-oculaire?

Avant de répondre à cette question, il faut faire d'abord une observation importante: Après qu'il eut obtenu ses premiers résultats dans le glaucome de Græfe pratiqua l'iridectomie chez les animaux, et crut remarquer que la tension intra-oculaire s'abaissait à la suite de l'opération. Ces expériences ont été refaites depuis, non seulement sur les animaux, mais des centaines de fois, à titre curatif d'une autre affection, sur l'homme. Or il n'est pas de fait plus constant que celui-ci : sur un œil sain l'iridectomie n'entraîne pas un abaissement durable de la pression intraoculaire.

Comment d'ailleurs pourrait-on concevoir des raisons à cet abaissement?

On a dit que l'on enlevait une portion des surfaces sécrétantes et que, par conséquent, la quantité de sécrétion devait diminuer. Mauvais argu-

ment; car la partie enlevée est insignifiante.
L'amoindrissement de la surface sécrétante est
loin d'être en rapport avec les simples modifications
physiologiques qui, sous la moindre influence, se
produisent à chaque instant.

On a dit encore : Ce n'est pas l'ablation d'une
partie de l'iris, en tant que surface sécrétante,
qu'il faut ici considérer, c'est la suppression d'une
portion notable des filets et des ganglions nerveux
qui, surtout dans les cas pathologiques, jouent
un si grand rôle dans l'établissement de l'hypersécrétion. Or on n'enlève point ici précisément
de ganglions nerveux. Si l'on agissait sur le corps
ciliaire on pourrait considérer cet argument
comme important. Mais nous ne touchons qu'à
l'iris.

Les arguments tirés d'une action supposée de
l'iridectomie sur la circulation de la choroïde, qui
amènerait le dégorgement des veines de cette membrane, et partant, la diminution de la sécrétion
intra-oculaire, ne reposent non plus sur rien de
bien sérieux. Alors même que le sang veineux de
l'iris irait tout entier à la choroïde (Leber) au lieu
de gagner le canal de Schlemm, comme l'a dit
Sappey, nous ne concevrions guère que l'ablation
d'une portion même étendue de cette membrane
pût influer beaucoup sur la circulation choroïdienne. Qu'est-ce que le quart de l'iris à côté de

ce grand ensemble vasculaire qui constitue les
procès ciliaires et la choroïde.

Enfin, en quoi la section de l'iris peut-elle faciliter l'accès du canal de Fontana aux liquides de
l'œil. La cicatrice qui se fait là ne saurait valoir
mieux que l'état normal.

Ainsi, soit que l'on envisage l'iris comme surface sécrétante, soit que l'on tienne compte des
nerfs qu'elle contient, soit que l'on veuille surtout
voir ses vaisseaux, on ne saurait admettre que
l'excision de cette membrane puisse amener dans
l'œil sain une diminution dans les sécrétions intra-oculaires ou une augmentation dans l'absorption des liquides sécrétés.

Nous aurions beau être armés de toutes les connaissances théoriques possibles, nous ne trouve-
rions jamais par déduction l'iridectomie antiphlogistique, si elle était encore à trouver. Ce n'est pas,
d'ailleurs, à la suite d'un raisonnement scientifique
que de Græfe est arrivé à la pratiquer et à la préconiser. L'observation de plusieurs malades opérés
d'iridectomie au cours de certaines maladies, mais
dans un but purement optique, fit reconnaître, à
la suite de l'opération, un abaissement considérable de la tension intra-oculaire. Ce savant était
avant tout un clinicien. Il appliqua immédiatement sa découverte d'une façon empirique. Les
explications sont venues plus tard. Nous avons
vu le peu de valeur de celles qui se tirent de l'état

3

normal. Si l'iridectomie produit réellement les
effets signalés d'abord par de Græfe, et si souvent
par d'autres après lui, c'est que dans les cas pathologiques, l'iridectomie a un mode d'action nouveau.

L'étude clinique de l'iridectomie nous le révé-
lera peut-être.

§ 2. PARTIE CLINIQUE.

Pour la généralité des chirurgiens, l'iridectomie
est indiquée d'une façon absolue dans certaines
affections de l'œil. Elle présente des indications
douteuses dans d'autres. Enfin elle a été employée
à tort dans beaucoup de cas. Malheureusement
certaines formes d'une même maladie peuvent
exiger l'emploi de cette opération ou la contre-
indiquer formellement. C'est ce qu'on voit pour le
glaucome, par exemple. Nous ne pouvons donc
qu'étudier l'une après l'autre au point de vue de la
valeur de l'iridectomie, les différentes maladies
dans lesquelles cette opération a été essayée. Il n'y
a qu'un médiocre intérêt à suivre dans cette revue
un ordre anatomique bien régulier. Voyons d'a-
bord ce que nous enseignera l'étude des faits les
plus communs, de ceux pour lesquels l'iridectomie antiphlogistique a été inventée, des faits de
glaucome.

A. — *Iridectomie dans le glaucome.*

Il serait encore aujourd'hui bien difficile de dé-
finir le glaucome si l'on entendait désigner par ce
terme autre chose qu'un ensemble symptoma-
tique.

Il faut toujours ici revenir à la conception de de
Græfe, qui donnait le nom d'affection glaucomateuse à toute maladie dans laquelle la tension
intra-oculaire est augmentée. On démontre aisément que la plupart des symptômes dans ces affections se rapportent précisément à cet excès de
tension. Les maladies glaucomateuses com-
prennent le glaucome proprement dit, et le glaucome secondaire.

Le glaucome proprement dit présente lui-même
une grande division clinique qu'il ne faut jamais
perdre de vue. Il est *inflammatoire* ou *simple*.
Nous reviendrons sur chacune de ces divisions ;
nous nous contentons pour le moment de cette
énumération qui servira seulement à préciser les
termes dont nous allons nous servir.

On a vainement cherché depuis bien des années
une lésion caractéristique du glaucome, et nous
ne pouvons nous en étonner. Que de différence
entre les diverses espèces réunies dans le vaste
cadre tracé par de Græfe. Comment admettre que

dans tous les cas la production de la maladie dépend du même processus?

Les théories du glaucome pourraient être rapportées à deux grandes sections.

Dans la première, on suppose qu'il y a hypersécrétion.

Dans la deuxième, c'est l'absorption qui est supposée insuffisante.

L'hypersécrétion a été attribuée à des causes diverses :

1° A des troubles nerveux.

> *Primitifs.* — Névrose des nerfs ciliaires (Donders),
>
> *Consécutifs.* — Compressions dans la sclérotique enflammée et rétractée (théorie de Cusco, en partie), irritations par des corps étrangers, par le cristallin luxé, par une lésion de la cornée, de l'iris, etc.

2° A des phénomènes inflammatoires du côté de la choroïde (choroïdite séreuse, de Græfe), de la choroïde et de la rétine (Laurence) (1), de toutes les membranes de l'œil (Desmares), (2) susceptibles de produire une hypersécrétion.

---

(1) Laurence, Diseases of the Eye, London 1833.
(2) Desmares, *traité des maladies des yeux.*

3° A des troubles circulatoires de nature souvent indéterminée ;

Altérations athéromateuses des parois vasculaires; fluxions diverses; compression des vaisseaux à leur sortie de l'œil par la sclérotique altérée, etc.

L'hypersécrétion des liquides ne semble pas plus modifiable par l'iridectomie dans les cas pathologiques que dans les cas physiologiques. On ne peut du moins donner une bonne formule de l'action de l'opération. Lorsque l'on suppose entre autres que le cristallin repoussé en avant vient irriter le corps ciliaire et l'iris, on tourne dans un véritable cercle vicieux; ces parties ne sont irritées que secondairement puisque la projection du cristallin indique que l'hypersécrétion s'est établie tout d'abord.

Prenez toutes les hypothèses qui ont été imaginées vous trouverez que toutes sont tout aussi peu vraisemblables.

Comme on ne pouvait décidément s'expliquer par quel moyen l'iridectomie modérerait la sécrétion oculaire, on en est venu à penser que cette action n'existait peut-être pas, et l'on s'est demandé si cette opération n'agissait pas en définitive comme un large débridement de l'œil; mais un débridement ne devrait produire que des effets passagers dans une affection dont les causes semblent être tout à fait durables. L'iridectomie

paraît donc difficile à expliquer dans les cas où
le glaucome est supposé tenir à l'abondance des
sécrétions intro-oculaires. L'est-elle moins dans
ceux où l'on peut attribuer la maladie à un trouble
de l'absorption ?

Les théories du glaucome qui se basent sur un
obstacle à l'absorption des liquides sécrétés semblent avoir gagné du terrain dans ces derniers
temps.

A la rigueur, ainsi que nous l'exposions d'après
les expériences de Leyden, Von Hippel et Grünhagen, Duret, on conçoit l'existence d'un glaucome
postérieur pour employer, sans lui donner tout à
fait la même signification (une expression de Desmares), qui tiendrait à une augmentation de la
tension intra-crânienne, produite par une tumeur,
une hémorrhagie, des troubles vasculaires quelcon-
ques. Mais c'est une question à peine posée.

On s'est attaché bien davantage dans ces derniers temps à montrer que des obstacles à l'absorption peuvent se rencontrer au niveau du débouché
antérieur, c'est-à-dire vers le canal de Schlemm.
C'est Max Knies (1) d'abord, puis Weber (2) qui
ont insisté sur les altérations anatomiques très-
réelles, que subissent dans certains cas de glau-

---

(1) Max Knies.—Ueber das Glaucom, in Arch. f. ophth.,
B. 22, abt. 3, année 1875.

(2) Weber. — Di Ursache des Glaucomes, Von G. Arch.
f. ophth., B. 23, abt. 1, s. 1.

come les parois du canal de Schlemm. L'adhérence
de la portion périphérique de l'iris, parfois sur
un egrande étendue à la face postérieure du limbe
scléro-cornéal, est un fait bien démontré et qui entraîne des conséquences opératoires fort connues.
Cette adhérence, le boursoufflement des parois du
canal de Schlemm et toutes les lésions inflammatoires qui frappent sur la partie antérieure du
corps ciliaire nuisent nécessairement au fonction-
nement du canal de Schlemm.

C'est une opinion assez répandue que l'iridectomie peut avoir pour effet de déboucher en quelque sorte le canal de Schlemm en rompant sur une
grande étendue cette zône d'adhérence, et on s'ex-
pliquerait ainsi pourquoi l'iridectomie doit être
dans le glaucome à la fois très-périphérique et
assez large. C'est seulement à ces conditions
qu'elle peut atteindre la zône du canal de Schlemm
et l'atteindre sur une étendue assez grande
pour produire des effets utiles. Mais il faut reconnaître que les adhérences dont nous avons parlé
sont loin d'être constantes. Elles existent et sont
même très-marquées dans des cas où loin d'obser-
ver une hypertonie, on note au contraire dès le
début de la maladie un abaissement de la tension
intra-oculaire. Dans des cas au contraire, de glaucome type, elles font assez souvent défaut. Enfin
quand on les trouve on ne saurait affirmer qu'elles
ont toujours existé primitivement. Il nous semble

en définitive que là non plus nous ne trouvons
pas une explication suffisamment démontrée du
mode d'action de l'iridectomie.

Il faut donc nous rabattre sur l'observation
pure des malades et voir ce qu'a montré la pratique simplement empirique de l'opération dans les
divers cas où elle a été employée.

1º Glaucome inflammatoire aigu.

Le glaucome inflammatoire est subdivisé comme
on le sait en *Gl., inflam., aigu*, et *Gl., inflam.,
chronique*. Il faut étudier séparément l'iridectomie
dans ces deux formes. Voyons d'abord la première.

Après une période prodromique parfois inaper-
çue, le malade est pris, généralement la nuit, de
douleurs péri-orbitaires extrèmement vives. En
même temps, chacune des parties de l'œil présente
des altérations remarquables. Léger chémosis
conjonctival, injection scléroticale par réplétion
extrème des veines ciliaires antérieures, aspect
dépoli et insensibilité de la cornée, iris décolorée,
pupille dilatée et immobile, milieux transparents
fortement troublés, dureté anormale de l'œil,
amblyopie, et rétrécissement concentrique du
champ visuel. L'attaque dure quelques heures ou
quelques jours avec de petites rémissions. Il peut

se faire qu'à une première attaque l'œil soit complétement et définitivement perdu (Gl., foudroyant).
D'ordinaire il n'en est pas ainsi : Après l'attaque
les troubles des milieux transparents disparais-
sent en grande partie. Le fond de l'œil peut être
aperçu. On y trouve une dilatation des veines.
Les artères sont au contraire petites ; les vaisseaux
sont animés de battements. Quelques lésions
iriennes bien connues persistent d'ordinaire ; le
champ visuel reste rétréci. On sait combien les
rechûtes sont à craindre. Chacune d'elles aggrave
l'état du malade qui est ainsi conduit par secous-
ses, à une cécité complète.

Il faut déclarer et proclamer bien haut que contre le glaucome inflammatoire aigu l'iridectomie
est très-puissante à la condition de s'exercer dans
de certaines limites de temps ! Le pronostic de
cette affection, si sérieux autrefois, changea complétement après que de Græfe (1) eut employé et
fait employer contre elle l'iridectomie.

C'est du reste aux cas aigus que tout d'abord ce
chirurgien borna presque absolument son intervention. Il ne l'étendit que plus tard aux autres
formes.

L'efficacité de l'iridectomie dans le glaucome inflammatoire aigu a été reconnue, on peut le dire
par tous les praticiens. A l'origine Follin chez nous

---

(1) De Græfe, *Archiv. für ophth.*, t. II, A. 2, S. 256.

s'en montre le plus chaud partisan (discussion à la Société de chirurgie en 1864).

Les statistiques malheureusement dans une question comme celle-ci, ne peuvent pas avoir tout le poids désirable. Ici plus que n'importe où il faudrait pour juger l'étendue des succès ou des revers savoir quel a été le point de départ. Le procédé opératoire, l'habileté du chirurgien peuvent avoir une influence sur le résultat qu'il est difficile d'apprécier. Disons que le petit nombre de statistiques qui ont été publiées laissent pour ce cas particulier une excellente impression.

Je trouve dans un relevé de 98 cas de glaucome traités par Hirschberg, de Berlin (1), 22 cas inflammatoires aigus. Sur ceux-ci *quatre* étaient accompagnés d'une désorganisation telle de l'œil qu'on ne pouvait espérer un résultat utile de l'iridectomie, aussi cette opération ne fût-elle point pratiquée. Il restait 18 cas qui purent être traités par l'opération.

Or sur ces 18 malades, 17 restèrent absolument guéris (nous verrons tout à l'heure ce qu'il faut entendre par là), et purent être suivis pendant un espace qui varie de un an et demi à huit ans. Hirschberg n'a observé qu'un seul insuccès. C'était chez une vieille femme atteinte de cataracte

---

(1) Hirschberg, zur Prognose der glaucom-opération. *Archiv. für ophth.*, B. XXIV, abt. 1, S. 161.

sénile du côté opposé. Dans aucun cas le glaucome n'est passé à l'état chronique. Cette série pourra paraître extraordinairement heureuse ; pourtant il faut avouer que les choses se passent réellement ainsi d'ordinaire dans les cas inflammatoires simples. Un relevé statistique de Magawly (1) déjà un peu plus ancien montre encore sur 12 cas un seul insuccès dû à une iritis consécutive à l'opération et accompagnée de synéchies postérieures étendues.

Le moment où l'on opère a la plus grande importance sur le résultat. De Græfe conseillait de le faire séance tenante quels que fussent les phénomènes inflammatoires, et son opinion a été adoptée par la plupart de ses élèves. Il n'y avait de contre indication pour lui que dans un état général par trop mauvais. Mais cette prescription semble devoir être négligée car l'opération elle-même est très-propre à favoriser le relèvement de l'état général.

Quelques auteurs ne sont pourtant pas pour une opération par trop hâtive, et notamment A. Sichel fils (2).

Les objections adressées à l'opération faite dans la période inflammatoire ne sont pas toutes d'une très-grande valeur, comme celle entre autres

(1) Magawly, Ann. d'ocul., t. LIII, p. 252.

(2) A. Sichel, Thèse inaug., p. 45.

qui consiste à dire qu'elle est alors trop doulou-
reuse, ou bien encore que le malade à cause des
souffrances qu'il éprouve dans ce cas particulier
peut faire manquer l'opération par quelque mou-
vement involontaire. Le chloroforme supprime
toute crainte de cette espèce.

Il n'y a qu'une contre indication véritablement
sérieuse à une opération immédiate, c'est l'existence d'un chemosis conjonctival trop considérable. Dans certains cas la cornée est entourée d'un
bourrelet si épais et qui saigne si fort au moindre
contact que l'opération devient réellement impossible. Il faut alors en même temps qu'on emploie
tous les moyens médicaux et palliatifs connus,
pratiquer des scarifications conjonctivales, et
tacher d'obtenir un dégorgement du chemosis
aussi rapide que possible.

Les avantages d'une opération faite de bonne
heure sont trop importants pour que ces difficultés
puissent nous les faire perdre de vue. D'abord on
peut espérer de faire avorter un glaucome foudroyant, puis la cessation des douleurs est le premier effet obtenu, effet immense si l'on songe à
l'intensité de ces douleurs et à l'état général qu'elles
amènent. Enfin, et surtout, les résultats au point
de vue de la vision dépendent presque complètement de l'opportunité de l'opération. Plus tôt elle
sera faite plus on aura de chances de voir la vision
revenir à l'état primitif. Ce n'est pas à dire qu'il

soit absolument nécessaire d'intervenir pendant un accès ou immédiatement après. On a encore le bénéfice de l'opération pendant quelques jours; mais si on attend une quinzaine, il est d'expérience que les résultats sont toujours moins satisfaisants. Si on opère à un moment très-voisin de l'attaque, on peut espérer que les lésions provoquées par elle disparaîtront et que la vision reviendra à peu près à l'état où elle se trouvait auparavant. Dans le cas où plusieurs attaques successives ont eu déjà lieu, on peut remettre la vision dans l'état où elle était avant la dernière. C'est là ce qu'on appelle la guérison du glaucome, et véritablement le terme est bien appliqué.

Un phénomène qui suit immédiatement l'iridectomie et sur lequel il faut appeler l'attention, c'est la disparition de la tension intra-oculaire. Elle tombe subitement; mais le lendemain et les jours suivants elle s'élève tantôt plus, tantôt moins. Dans cet état il faut bien se garder d'appliquer de l'atropine qui ne fait qu'exagérer les symptômes. Des applications chaudes agissent mieux que tout autre chose pour calmer les symptômes douloureux que peut entraîner cette recrudescence de la tension.

Du reste cette élévation même n'est que passagère. Elle tombe au bout d'un ou deux jours pour disparaître définitivement. Lorsqu'elle persiste, il faut s'attendre à avoir un insuccès. — Nous étudierons un peu plus tard les accidents qui peuvent dans quelques cas entraver la marche régulière de la guérison.

2° Glaucome inflammatoire chronique.

Cette maladie se différencie symptomatologiquement du glaucome aigu par sa marche continue, sans accès caractéristiques. Des douleurs ciliaires moins prononcées que dans le glaucome aigu, une vascularisation conjonctivale assez marquée, le trouble de l'iris, la grande dureté de l'œil font penser que l'affection est, à un certain degré, inflammatoire. Du reste, la maladie peut succéder à un glaucome aigu qui n'a pas été traité par l'opération. Ici nous trouvons, en même temps que la dureté du globe oculaire, l'excavation de la papille, le cercle d'atrophie choroïdienne circumpapillaire connu sous le nom d'auréole glaucomateuse du nerf optique, les pulsations des vaisseaux, etc. On connaît les résultats au point de vue de la vision : Diminution de l'acuité, rétrécissement du champ visuel, d'abord en dedans, puis en haut et en bas. La partie externe de la rétine reste sensible la dernière; elle finit par devenir insensible à son tour. Les troubles des milieux, la cataracte glaucomateuse peuvent se montrer.

Les résultats fournis par une bonne iridectomie
dans cette forme du glaucome chronique peuvent,
si les malades sont soignés à temps, ne le point
céder à ceux que l'on obtient dans le glaucome
aigu. Le malheur est que, la plupart du temps,
l'opération est pratiquée tardivement. Magawly,
dont je citais tout à l'heure un relevé, fournit
aussi un tableau de 57 cas de glaucome chronique
inflammatoire. Voici les résultats obtenus :

38 fois amélioration de la vision, très-grande dans
   8 cas.

13 fois état stationnaire.

4 fois état pire (deux fois par opacification du
   cristallin, 2 fois par atrophie progressive du
   nerf optique.

1 récidive de glaucome.

1 glaucome persistant, malgré une seconde iridectomie.

Le relevé de Hirschberg, dont j'ai déjà parlé,
ne compte que 12 malades atteints de glaucome
chronique inflammatoire. Sur ces 12 cas, 2
furent déclarés inopérables à cause de l'état
avancé des altérations subies par l'œil. Pourtant
une double iridectomie fut pratiquée chez un de
ces malades dans le but de calmer les douleurs, ce
qui fut obtenu. Les 10 autres donnèrent 9 guéri
sons et 1 insuccès. Chez le malade qui ne profita
pas de l'opération, l'œil de l'autre côté avait déjà
subi la fonte purulente. Ces résultats très-favo-

rables tiennent sans nul doute à ce que toutes ces opérations furent faites en temps utile.

D'une manière générale, on peut dire que dans le glaucome inflammatoire chronique l'iridectomie est capable d'améliorer, dans une certaine mesure, la vision. Elle le fait généralement dans de faibles proportions. Les lésions subies antérieurement par la rétine et par la choroïde ne peuvent guère disparaître.

Du moins, l'opération a eu pour résultat à peu près certain d'arrêter la marche de la maladie, de diminuer la tension intra-oculaire, de combattre très-efficacement les douleurs et d'empêcher à la fois les lésions de la cornée et du cristallin qui, quelquefois, se produisent à la longue. C'est là un bénéfice très-réel et qui ne paraît pouvoir être mis en doute.

3º Glaucome chronique simple.

Ce fut seulement en 1862 (1) que de Græfe étendit au glaucome simple, les indications qu'il avait posées dès 1857 pour le glaucome aigu et 1858 pour le glaucome chronique inflammatoire. Il avait hésité sans doute longtemps à la recommander à cause de l'incertitude des résultats. Voici en effet

(1) De Græfe, Arch. für ophth., t. VIII, ab. 2, p. 242.

ce qu'il disait un peu plus tard à ce propos : « Un
« grand nombre de ceux qui ont été opérés dans
« un état très-avancé de la maladie, jouissent d'un
« résultat relativement favorable, et l'on voit après
« un laps de temps de six à huit années que leurs
« fonctions visuelles s'accomplissent bien mieux
« qu'au moment de l'opération. D'autres par contre
« opérés au commencement de l'affection voient
« après un *statu quo* de plusieurs années leur vue
« se perdre de nouveau lentement. Chez d'autres
« encore, l'affaiblissement visuel constaté avant l'o-
« pération n'est pas même arrêté pour quelque
« temps. Enfin quelques-uns heureusement en
« très-petit nombre deviennent rapidement aveu-
« gles après l'opération. » (Traduit par Panas.)

Pomier, résumant en 1870, la pratique de de
Wecker et le résultat de ses propres recherches concluait, « que le nombre des cas où l'o-
« pération reste sans résultat est presque égal
« à celui où l'on a eu quelques avantages. » Selon
lui tout dépend du moment où l'on opère. Lorsque
la papille a eu le temps de se creuser d'une forte
excavation, il n'y a pas à espérer un amendement
sérieux. Le bénéfice que l'on retire de l'opération
sera en rapport avec le peu de profondeur de cette
excavation. C'est un point de vue qu'il faudrait se
garder d'admettre absolument. Nous devons plutôt convenir que nous ne pouvons rien prévoir en
fait de glaucome chronique simple. On obtient

4

dans des cas où il existait une prodigieuse exca·
vation des résultats tout-à-fait inattendus quelquefois, et au contraire dans des conditions tout
opposées, on n'éprouve aucun bénéfice de l'iridectomie la mieux réussie. Encore une fois tous les
glaucomes ne se ressemblent point. M. Ed. Meyer
me rapportait l'observation d'un malade présen-
tant avec une tension un peu exagérée du globe
oculaire une excavation glaucomateuse des plus
profondes. A première vue, tout chirurgien s'é-
criait : Glaucome type ; il faut opérer tout de suite
ou du moins se tenir prêt à faire l'opération au
moindre trouble nouveau. La malade qui avait
une position sociale élevée et qui voyageait beaucoup, consulta presque tous les ophthalmologistes
de l'Europe. La réponse qui lui fut faite resta la
même partout. Et, cependant, encouragée par son
chirurgien ordinaire, elle ne se prêta à aucune
opération, et conserva sa vision intacte jusqu'à
sa mort, qui arriva par le fait d'une maladie can-
céreuse. M. Meyer avait pu la suivre plus de dix
ans.

Nous trouvons une preuve nouvelle de cette
incertitude des résultats fournis par l'iridectomie
appliquée au glaucome chronique simple, dans
le relevé que nous fournit encore Hirschberg. Il re-
lève 22 cas qu'il range en 2 catégories, les uns légers au nombre de 13, les autres graves, graves

pour l'ancienneté, pour la profondeur de l'excavation, pour l'état de l'acuité visuelle.

Sur les 13 cas légers, nous trouvons 2/3 de
succès et 1/3 d'insuccès, soit 9 succès, 4 échecs.

Sur les 9 cas graves, 2/3 de succès et 1/3 d'insuccès encore, soit, 4 succès, et 2 échecs. Il est
vrai qu'il reste 3 cas dans lesquels, dit Hirschberg
les malades ne purent pas être suivis. Mais rien
ne nous fait penser qu'ils auraient pu modifier le
résultat signalé.

Les faits que nous venons d'examiner nous
permettent donc de dire en définitive : L'iridectomie, dans les cas de glaucome aigu ou de glaucome
chronique inflammatoire, assure presque toujours
la guérison ; la marche de la maladie est arrêtée ;
l'opéré conserve la vision à un degré variable suivant le moment où l'opération a été pratiquée ;

Dans les cas de glaucome simple, il est difficile
d'avoir une opinion bien nette sur les effets
thérapeutiques de l'opération. On ne sait pas
quelle aurait été la marche de la maladie si elle
avait été abandonnée à elle-même. On admet généralement que la maladie est enrayée dans une
moitié des cas ; mais c'est là une appréciation
quelque peu gratuite. Il faut avouer que, parfois
de la façon la plus inattendue, on obtient des
ameliorations inespérées chez des malades qui
semblaient définitivement condamnés à perdre la
vision.

4e Inconvénients et dangers de l'iridectomie dans le glaucome.

A. *Dangers opératoires et immédiats.* — L'observation empirique a établi que, pour donner le maximum de succès, l'iridectomie devait satisfaire aux deux conditions suivantes : être suffisamment large pour intéresser le quart de l'iris environ, et être aussi périphérique que possible, c'est-à-dire détacher l'iris au niveau ou très-près de son insertion. Pour atteindre ce dernier résultat, il faut aller chercher l'iris à travers une ouverture pratiquée dans la sclérotique à 1 millim. de distance de la cornée. On a dit que cette pratique présente quelques inconvénients. Ainsi l'on provoquerait plus facilement, dans ce cas, une hémorrhagie assez abondante dans la chambre antérieure ; on pourrait voir se produire plus facilement une rupture de la zonule avec prolapsus de l'humeur vitrée ; enfin on pourrait craindre la formation plus fréquente d'une cicatrice cystoïde, accident qui, pour n'être pas également redouté par tout le monde, n'en est pas moins fâcheux. Tous ces inconvénients peuvent être évités avec un peu de soin, ou sont peu sérieux. La nécessité d'une incision périphérique est, au contraire, absolue, car elle seule permet une excision convenable de l'iris.

La section cornéale présente, dans l'iridectomie faite pour le glaucome, des difficultés spéciales qui tiennent à la disposition de l'iris signalée par Knies et Weber. Dans un certain nombre de glaucomes chroniques simples, la chambre antérieure est assez bien conservée; mais, dans d'autres, et dans les cas de glaucome inflammatoire surtout, il y a une disparition à peu près complète de cette chambre et un accollement plus ou moins étendu de la partie périphérique de l'iris au limbe scléro-cornéal. Dans ce cas, il est possible, si l'on opère un peu trop légèrement, de léser plus ou moins profondément l'iris et les parties sous-jacentes pendant que l'on pratique la section de la cornée. Cet accident serait des plus sérieux, car l'ouverture de la capsule cristallinienne serait alors presque inévitable et on aurait, dans ce cas, aggravé la maladie d'une façon formidable. Un œil glaucomateux ne supporte guère le gonflement d'un cristallin lésé par le couteau.

Il semble que l'iris ait pu être en effet complétement traversée dans quelques cas, et même cet accident nous paraît avoir été la cause d'un phénomène curieux et rare, le renversement de l'iris en arrière (1). Le mécanisme de ce renversement

(1) Docteur Passauer, *Archiv. für ophth.*, t. XIX, 2ᵉ partie, p. 315.

serait assez singulier. L'iris étant traversée à sa base, de façon qu'une ouverture est pratiquée entre l'extérieur et la chambre postérieure, le courant de l'humeur aqueuse qui suit cette voie rejetterait l'iris en arrière, comme elle la pousse en avant dans les cas où l'ouverture est normale.

Lorsqu'il existe déjà une affection glaucomateuse, la lésion de la membrane cristallinienne pourra avoir pour effet la projection de la lentille vers l'ouverture cornéale. Galezowski (1) pense que même sans lésion opératoire de la capsule, le cristallin affecté de cataracte glaucomateuse se luxe avec une extrême facilité dans l'iridectomie. La raison en serait qu'il a dans ce cas perdu antérieurement les adhérences normales de l'hyaloïde. Cet accident aurait les plus graves conséquences puisqu'il serait suivi presque fatalement ici au bout de peu de temps de la suppuration de l'œil. De là pour Galezowski la contre indication absolue de l'iridectomie dans le glaucome chronique compliqué de cataracte et la nécessité d'énucléer l'œil dans ce cas s'il existe des douleurs névralgiques.

M. Panas (2) trouve ces craintes fort exagérées,

---

(1) Galezowski, *Traité des maladies des yeux.* 2ᵉ édit., p. 743.

(2) Panas. Leçons sur les maladies des membranes profondes de l'œil, p. 167.

et il pense avec la majorité des auteurs que si le cristallin se luxe, c'est qu'il a été touché pendant l'opération. — Nous pensons pour notre part qu'entre des mains habiles les accidents que nous venons de signaler ne doivent jamais se montrer.

On connaît les précautions à prendre, la section une fois faite, pour éviter une issue trop brusque de l'humeur aqueuse, issue qui, par le fait de la brusque diminution de la tension intra-oculaire dont elle serait suivie pourrait être la cause de la rupture de la zonule ou de la capsule du cristallin.

Cette même détente de l'œil a provoqué dans un trop grand nombre de cas des hémorrhagies subites dans la rétine qui avaient de bonne heure frappé de Græfe (1). Nous ne savons pas exactement à quoi nous en tenir sur la fréquence relative de ce phénomène. Sur un relevé de 12 opérations pour glaucome aigu, Magawly (2) le signale quatre fois. Dans aucun, l'accident n'eut de conséquences graves. Son mécanisme n'a pas besoin d'être expliqué. Il faut noter que cet accident ne se montre presque jamais dans le glaucome chronique, mais au contraire dans le glaucome inflammatoire et surtout dans le glaucome aigu.

---

(1) *Arch. f. ophth.*, III, 2, p. 502.
(2) Magawly, *Contrib. à l'hist. clinique du glaucome*, ann. d'ocul., t. LIII, p. 252.

L'état des vaisseaux joue sans aucun doute un rôle considérable dans sa production. A l'ordinaire, les hémorrhagies qui se produisent ainsi n'ont pas une trop grande importance ; elles siègent dans les parties les plus postérieures de la rétine, vers la macula, ou dans la papille même. Quelquefois malheureusement des hémorrhagies très-considérables peuvent se produire qui entraînent presque instantanément la perte de la vision.

B. *Dangers consécutifs.* — A échéance un peu longue, on pourrait craindre de voir des accidents glaucomateux nouveaux provoqués par un enclavement d'une portion de l'iris. On évite cet accident en pratiquant une opération exacte. Je renvoie aux traités spéciaux pour l'étude du Manuel opératoire. Les phénomènes qui peuvent être observés sur l'œil opéré ne sont ni les plus curieux ni les plus redoutables. Ce qui se voit sur l'autre œil mérite bien davantage d'attirer l'attention.

De Græfe qui avait si bien approfondi l'iridectomie dès sa création, a signalé lui-même, le premier, que l'on voyait assez souvent le glaucome apparaître sur le second œil resté sain jusque-là, quelques jours après l'opération de l'iridectomie (1).

Ces observations furent bientôt confirmées par

---

(1) De Græfe, *Arch. für ophth.*, VIII, 2, p. 255.

Mooren (1). Arlt et Bowmann n'y voulurent voir
qu'une coïncidence et Laqueur soutint cette même
opinion en cherchant à établir que souvent (1 fois
sur 7), on voit pendant une attaque de glaucome
aigu, l'œil sain se prendre, en l'absence de toute
intervention chirurgicale (2). De Græfe (3), ne
fût pas convaincu par les chiffres de Laqueur. Il
fit lui-même quelques recherches statistiques et
arriva à ce résultat que la fréquence de l'attaque
sur l'œil sain était réellement beaucoup plus grande
après l'opération. Ainsi elle aurait lieu 25 à 30 fois
sur 100, tandis que des attaques spontanées ne se
verraient guère que dans 1/18 des cas, c'est-à-dire 5 à
6 fois sur cent. De Græfe pensait du reste que ces
explosions dans le second œil avaient presque toujours été précédées d'accidents prodromiques. Elles
ne s'observaient selon lui que dans le glaucome inflammatoire. M. Thomas de Tours (4) a rapporté en
1872 des faits de ce genre, et il est passé à leur
thérapeutique. Il conclut de leur étude que le glaucome étant toujours imminent sur l'autre œil
après une iridectomie sur l'œil malade, il faut pratiquer la même opération sur le deuxième œil

---

(1) Mooren, Ueber sympathische Gesichtstorungen,
p. 98.

(2) *Annales d'ocul.*, janvier et février 1869, p. 23.

(3) De Græfe, *Ann. d'ocul.*, 1870, t. 63, p. 45.

(4) L. Thomas, *de l'Iridectomie dans le glaucome*.
Tours, 1872, Ladevèze, in-8°.

pour peu qu'il existe quelque signe prodromique
de l'affection.

Tout récemment enfin, dans la 5° session du
congrès périodique internationnal des sciences mé-
dicales tenu à Genève au mois de septembre 1877,
M. Fieuzal (1) fit une communication intéressante
sur ce qu'il appelle l'iridectomie préventive dans
le glaucome. Ayant vu souvent disait-il, le glaucome apparaître foudroyant à l'œil sain quelques
heures après une iridectomie régulièrement pratiquée à l'autre atteint de glaucome chronique devenu inflammatoire, il en était arrivé à se demander « s'il n'y avait pas indication de proposer,
en même temps que l'iridectomie *curative* à
l'œil glaucomateux, la même opération à l'œil sain
dans un but de *préservation*. » Il ajoutait que
pour sa part il avait pratiqué 9 fois cette opération
sans que jamais elle ait été suivie de la moindre
complication.

Meyer, Dor, Critchett firent cette importante déclaration que s'il s'agissait de leur propre
personne ils n'hésiteraient pas à demander que
cette conduite fut suivie. En face d'un client, ils
se croiraient, disaient-ils, obligés à moins de
promptitude. Ils le préviendraient, l'instruiraient
de ce qui peut l'attendre et s'en remettraient à
son appréciation. M. Critchett disait qu'il serait

(1) *Annales d'oculistique*, t. LXXVIII, p. 150.

pressant seulement au cas où le malade devrait se trouver par la suite dans l'impossibilité de recevoir, par le fait de son éloignement, des secours immédiats. Nous n'avons pas à conclure sur ce point de pratique. Retenons comme certain que l'iridectomie, sur un œil atteint de glaucome inflammatoire, provoque souvent l'explosion de la même maladie sur l'autre œil; mais notons aussi que l'opération pratiquée de bonne heure dans ce cas, sinon préventivement, produira très-probablement les meilleurs effets.

5° *Opérations proposées pour remplacer l'iridectomie dans le glaucome. Mydriatiques et Myotiques.*

Les dangers que nous fait courir l'iridectomie dans le glaucome ne sont pas en définitive assez sérieux pour nous faire perdre de vue les avantages si grands qu'elle peut nous procurer. Mais ces mêmes avantages ne pouvons-nous pas les obtenir par des opérations différentes ? Nous ne nous ferons une bonne idée de la valeur de l'iridectomie que si nous connaissons suffisamment les méthodes proposées pour la remplacer.

Il est curieux de voir que nous ne nous trouvons pas beaucoup plus avancés maintenant qu'au début de cette étude, sur le mode d'action de l'opération dont nous parlons. Nous n'avons que des suppo-

sitions à faire sur son mode d'action, et c'est aussi
en partant de suppositions particulières que divers
chirurgiens ont proposé de lui substituer des opérations différentes.

Hancock, supposant que le glaucome pouvait résulter d'une contraction spasmodique du muscle
ciliaire, fût conduit (1) à proposer et à pratiquer
une opération qui devait amener la section de ce
muscle. Voici comment il la décrit :« On introduit
« un couteau à cataracte à la partie inférieure
« et externe du bord de la cornée, à l'union de
« cette membrane avec la sclérotique. La pointe
« du couteau est poussée obliquement de haut en
« bas et d'avant en arrière jusqu'à ce que les fibres
« de la sclérotique soient divisées obliquement
« dans l'étendue de 1/8 de pouce. Cette section in-
« téresse le muscle ciliaire. Du sang s'écoule le
« long du couteau. » Hancock fit connaître 31 faits
et publia 15 observations étendues. M. Le Fort
établit avec ces données une statistique qui sembla plaider en faveur de la supériorité de l'opération d'Hancock. M. Serre d'Alais qui l'a pratiquée
souvent la recommandait beaucoup. Pourtant
même en Angleterre le nombre d'observations publiées a été peu considérable. J'en signalerai deux
assez favorables mais qui ne sont pourtant
pas absolument démonstratives, de M. Richet

_____

(1) Hancock, the Lancet, 1864 (mars, avril, novembre.)

(1864, discussion de la Société de chirurgie).
M. Nettleship en a publié récemment deux
autres fort intéressantes (1) sous le nom de
sclérotomie, mais il s'agit évidemment dans ces
cas de l'opération d'Hancock. La première de ses
malades avait déjà subi 4 fois l'iridectomie (!) ;
l'opération fut suivie d'une disparition définitive
des douleurs (la malade fût observée 7 mois). La
tension ne redevint pas tout à fait normale. La
seconde malade subit, pour deux glaucomes, l'iridectomie d'un côté et la sclérotomie d'Hancock de
l'autre. Les douleurs furent également soulagées
des deux côtés. La vision ne fut pas améliorée sur
l'œil qui avait subi la section d'Hancock, mais
elle avait complétement disparu depuis assez
longtemps.

A priori l'opération d'Hancock semble moins
grave que l'iridectomie ; cependant si l'on y réflé-
chit un peu et si l'on étudie de près les phénomènes
qui la suivent, on voit qu'il ne faudrait peut-être
pas s'exagérer ses avantages. Cette opération, pratiquée même avec le petit ténotome que Heiberg
a substitué au couteau à cataracte dont se servait
d'abord Hancock, ne laisse pas d'être un peu péril-
leuse. Il semble assez facile de pénétrer un peu trop
profondément et d'aller léser la capsule du cristallin.

---

(1) The Lancet, 1876, t. 2, p. 54.

Les hémorrhagies sont assez abondantes à la fois dans le corps vitré et dans la chambre antérieure. Dans les deux cas de Nettleship elles furent assez abondantes ; elles n'entraînèrent pas un fâcheux résultat ; il y a pourtant lieu de tenir un grand compte de la possibilité de ces hémorrhagies dans le corps vitré pour les cas où l'on a affaire à des yeux qui ont conservé un certain degré de vision. On peut ne pas s'en soucier beaucoup lorsque celle-ci n'existe plus à aucun degré. Cette considération réduirait beaucoup le rôle de l'opération d'Hancock.

Le point de vue cosmétique ne présente pas assez d'importance pour que dans des questions aussi graves, on en tienne un grand compte. L'opération d'Hancock entraîne d'ailleurs presque toujours une certaine déformation de la pupille dont le bord est attiré vers le point où a porté la section.

Enfin le nombre de faits que nous connaissons n'est pas suffisant pour nous éclairer absolument sur sa valeur thérapeutique. Il me semble que l'on peut en essayer toutes les fois que l'on est en présence d'un œil tendu, très-douloureux et qui a perdu toute force visuelle, avant d'en venir à l'énucléation. Mais l'iridectomie lui sera préférée toutes les fois que l'on espérera conserver ou retrouver un certain degré de vision. Critchett (1), dès 1858

(1) Critchett, Ophthalmic hosp. reports, 1858, 2ᵉ numéro p. 57.

avait été amené à penser que le meilleur moyen de
combattre le glaucome en faisant disparaître la
tension intra-oculaire était de créer une voie d'écoulement durable aux liquides intra-oculaires. Il
proposa une opération qui avait pour but :

1° De faire cesser la pression intra-oculaire ;

2° De laisser une soupape de sûreté à l'écoulement des liquides.

Pour atteindre ce double but, il pratiquait avec
une large aiguille une ponction de la cornée au
voisinage de la sclérotique, attirait au dehors une
partie de l'iris avec un crochet mousse, et laissait
la membrane dans la plaie, l'excisant au besoin si
elle sortait en trop grande quantité; selon lui,
l'iris empêchait la cicatrisation de la cornée et
créait un moyen de filtration pour les liquides.

Inutile de dire que ce barbare procédé doit iné-
vitablement, au lieu de guérir le glaucome, l'ag-
graver dans bien des cas. Critchett a depuis longtemps renoncé à l'employer.

M. de Wecker vint, en 1871, à la Société oph-
thalmologique de Heidelberg, défendre une opinion
qu'il avait déjà soutenue quelques années auparavant, à savoir que l'iridectomie n'agissait ni sur la
sécrétion des liquides intra-oculaires, ni sur leur
résorption, mais qu'elle se bornait à créer seule
ment une voie nouvelle pour leur filtration à tra
vers la cicatrice de la plaie sclérale, cicatrice quel
quefois cystoïde, toujours amincie et perméable.

Dans cette hypothèse ce qu'il y avait d'important
dans l'iridectomie, c'était non pas la section de
l'iris, mais bien celle de la sclérotique, et de
Wecker pensait que si l'on pouvait, après la section sclérale, éviter la hernie de l'iris, il n'y aurait
sans hésitation qu'à conserver cette membrane. Il
a essayé de donner les règles d'une opération qui
réaliserait la section de la sclérotique tout en mettant à l'abri de la hernie de l'iris. Pour la pratiquer, il fait pénétrer le couteau de de Græfe à travers
le sclérotique près du bord cornéal comme pour
pratiquer un lambeau de 2 millimètres de hauteur. Après avoir fait la contre-ponction, il sec-
tionne la sclérotique, mais non tout-à-fait, laissant un pont de sclérotique qui représente à peu
près un tiers de l'espace compris entre le point de
la ponction et celui de la contre-ponction. On ne
laisse écouler l'humeur aqueuse que peu à peu, et
l'on retire le couteau. La hernie de l'iris serait
ainsi évitée.

La sclérotomie simple du docteur Quaglino (1) de
Milan, réalise l'iridectomie sans section de l'iris
(si l'on peut ainsi dire) qu'avait rêvée de Wecker.
Malgré les succès remportés par Quaglino et ses
élèves, cette méthode ne peut espérer de se substituer à l'ancienne. La hernie de l'iris est tou-
'ours imminente, et cet accident seul oblige à une

_____

(1) Quaglino, *Annàli di Ottamologia* 1871, p. 200.

opération plus complexe, quel que puisse être
d'ailleurs le mérite de la section scléroticale.

De Wecker ne semble pas avoir donné longtemps
sa confiance à la méthode qu'il avait d'abord préco·
nisée, car, plus récemment, il en a proposé une
nouvelle, *le drainage de l'œil* applicable, il est
vrai, seulement au glaucome.

Nous ne pensons pas que l'avenir lui réserve de
longs succès. Les premiers résultats n'ont pas été
eux-mêmes, nous semble-t-il, très-satisfaisants ;
de Wecker a fait connaître sa méthode dans les
Arch. f. ophth. t. XXII 4ᵉ partie p. 209; deux de
ses élèves en ont fait le sujet de leur thèse inaugurale (1).

Son idée est celle-ci : étant donnée que le glaucome est causé par une accumulation trop grande
des liquides intra-oculaires, placer un drain
qui permette à ces liquides de s'écouler sans provoquer toutefois d'accidents inflammatoires dans
l'œil lui-même. Le seul drain supportable, — et encore jusqu'à quel point ? — est une anse de fil inal-
térable, pauvre drain comme on le voit, qui est introduit dans la sclérotique aussi près que possible
de l'équateur de l'œil, de façon à constituer une

---

(1) Mᵐᵉ Ribard, *du drainage de l'œil dans les différentes affections de l'œil et particulièrement dans le
décoll. de la rétine.* Paris, th. 1876 nᵒ 413. — *Du drainage
de l'œil au point de vue de la physiologie et de la thérapeutique oculaire.* Th. Paris 1877, nᵒ 9, Grizon.

anse dont les bouts réunis sont, avec quelques précautions abandonnés sur. le globe oculaire. La conjonctive ne supporte pas très-bien ce corps étran-
ger, mais l'œil lui-même le supporte encore moins.
Trois fois sur dix observations rapportées par
P. Grizon et par madame Ribard il fallut enlever l'anse à cause des accidents d'inflammation
intra-oculaire qu'elle détermina. Les résultats
utiles ne purent être que peu appréciés, car il s'a-
gissait d'yeux totalement perdus dans presque
tous les cas.

Il nous reste enfin à dire quelques mots de l'opération que le professeur L. Le Fort dans l'hypothèse d'une accumulation de liquide entre la
choroïde et la sclérotique a été amené à pratiquer dans ces dernières années. Le 10 mai 1876,
il communiquait à la Société de chirurgie l'observation de deux malades qui avaient été merveilleusement secourus par sa méthode puisque
la vue « presque éteinte dans un cas, très-affaiblie
« dans l'autre, s'était trouvée rétablie en deux
« jours. » Le professeur Le Fort décrit ainsi son
opération (1) : « une aiguille à cataracte un peu
« large suffit à la pratiquer. Il faut éviter la blessure
« des artères ciliaires longues, éviter également les
« muscles droits ; je fais donc la ponction au-des-

---

(1) *Manuel de méd. opér. de Malgaigne.* 8ᵉ édition, 2ᵉ
partie, p. 75.

« sus du bord supérieur du droit externe et à un
« centimètre environ du bord de la cornée. L'ai-
« guille est introduite doucement, un peu obli-
« quement d'avant en arrière pour ne pas blesser
« la choroïde, le tranchant de l'aiguille dirigé ho-
« rizontalement. Lorsque la sensation de résis-
« tance vaincue montre qu'on a traversé toute l'é-
« paisseur de la sclérotique, on tourne l'aiguille
« entre les doigts de manière à diriger le tran-
« chant verticalement. On fait de la sorte bailler
« les bords de la plaie de la sclérotique. »

Dans ces deux opérations, M. Le Fort assure
qu'il a vu sortir un liquide séreux qui s'est infiltré
sous la conjonctive, et qui dans un cas même a pu
traverser la piqûre faite à la conjonctive et venir
tout à fait à l'extérieur. Si l'on veut contester ce
fait, il faut avec M. Giraud-Teulon dire qu'il s'a-
gissait peut-être là d'un décollement de la rétine,
ou d'une fluidification du corps vitré ; mais qui
tranchera jamais ce différent ?

La réalité qui domine, c'est que dans les deux
faits un mieux très-marqué, aussi marqué qu'on
aurait pu l'espérer après une iridectomie des plus
réussies, s'est établi. Il faudrait posséder un plus
grand nombre de faits semblables. Assurément
M. Le Fort a d'autres visées que les anciens chirurgiens qui pratiquaient la paracentèse simple soit
de la cornée soit du corps vitré, dans les mêmes
circonstances. Mais l'opération revient quelque

peu au même et nous ne pouvons nous dispenser
d'ajouter que quelquefois dans le glaucome on
obtenait par ces paracentèses ou la guérison ou,
une grande amélioration. On a vu même des cas
où des affections qui avaient résisté à l'iridectomie cédaient, pour un temps, sinon pour toujours,
à la simple ponction de la chambre antérieure, ou
et surtout à la ponction du corps vitré. Ces cas
étaient d'ailleurs bien rares. La plupart du temps
après la paracentèse l'amélioration disparalt rapidement; c'est seulement après l'avoir bien constaté
que de Græfe est arrivé à préconiser l'iridectomie.
Voici deux exemples de ponction scléroticale curieux à cause des effets passagers qu'ils produisi-
rent :

Le 7 juin 1865 M. Panas racontait à la Société
de chirurgie, l'histoire d'un homme qui après
divers accidents occasionnés par une ophthalmie
blénnorrhagique fut pris de glaucome aigu. Un
long débridement de la sclérotique, à la suite du-
quel sortit une certaine quantité d'humeur vitrée
donna un soulagement immédiat; mais ce bien-
être ne dura que 12 jours, au bout desquels les
douleurs reparurent si vives que bientôt M. Panas
se décida à exciser la moitié antérieure du globe
oculaire.

M. Follin à ce propos et dans la même séance
disait que lui-même avait vu chez un malade analogue l'iridectomie perdre son influence au bout

de 5 jours, et une ponction de la sclérotique produire un bon résultat qui du reste ne dura
que 3 ou 4 jours. Il fallut aussi faire l'ablation
partielle du globe oculaire ; mais, chose curieuse,
ici après la guérison (il avait, dit-il, laissé les attaches musculaires pour supporter l'œil artificiel),
un glaucome reparut dans le moignon oculaire qui
nécessita l'ablation totale.

Après avoir examiné tous ces faits, nous devons
avouer que notre conviction n'est pas absolument
faite encore sur les diverses méthodes proposées
comme capables de se substituer à l'iridectomie
dans le traitement du glaucome. Nous pensons
que toutes peuvent, comme l'iridectomie, donner
des succès, mais il ne nous est pas démontré du
tout qu'elles puissent nous les fournir dans les
mêmes proportions. De plus nous sommes loin
d'accorder à quelques-unes d'entre elles l'innocuité
dont on a voulu les gratifier. Pour dire toute notre
pensée, il ne nous est pas démontré que l'opération d'Hancock, ni même la sclérotomie simple
soit plus innocente que l'iridectomie, loin de là.
Je ne parle pas du drainage de l'œil qui n'a jamais
été mis en ligne de compte quand il s'agissait de
glaucome aigu. La paracentèse du corps vitré ainsi
que la faisait Desmarres, et surtout l'opération de
M. Le Fort qui, en somme lui ressemble beaucoup,
me paraissent au contraire réellement innocentes
et on peut souscrire absolument aux paroles par

lesquelles notre maître terminait sa communication à la Société de chirurgie : « Avant de faire
« l'iridectomie, tentez tout d'abord la ponction de
« la sclérotique comme je la pratique. »

Mydriatiques et myotiques. — Nous ne pouvons
terminer ce qui a trait au glaucome, sans dire quelques mots de certains médicaments qui par leur
action énergique sur l'appareil irido-choroïdien
ont semblé destinés à jouer un rôle important
dans la thérapeutique spéciale des affections
glaucomateuses. Je veux parler des mydriatiques
et des myotiques dont l'atropine et l'éserine sont
les représentants les plus connus.

Instillé entre les paupières dans un collyre, l'a-
tropine en même temps qu'elle dilate la pupille et
qu'elle paralyse l'accommodation, détermine des
changements très-remarquables dans la pression
intra-oculaire. Adamück (1) a étudié très-soigneu-
sement cette action de la belladone que Coccius,
Grünhagen et Wecker avaient déjà bien reconnue.

La pression intra-oculaire est toujours diminuée
par l'atropine dans l'expérimentation sur les animaux (6 mill. de merc., Adamück, et plus). Ce
fait serait lié, pour Adamück, à l'augmentation de
tonicité, ou si l'on veut à un état de contraction
permanente des vaisseaux qui met obstacle à la
filtration des liquides vers l'intérieur de la coque

---

(1) Adamück, *Ann. d'ocul.*, t. LXIII, 1870, p. 108.

oculaire. Diverses expériences semblent prouver
que la sécrétion intra-oculaire est réellement
amoindrie. Une des plus curieuses est celle qui
consiste à introduire un trocart fin dans la chambre
antérieure, et à noter l'écoulement d'humeur
aqueuse qui se produit avant et après l'action de
l'atropine. Si l'écoulement est de 5 gouttes, par
exemple, dans une minute, sur l'œil atropinisé, il
ne sera plus que de trois gouttes après l'action du
médicament.

On pourrait croire *a priori* qu'une substance capable de provoquer un abaissement constant de
la tension intra-oculaire devrait être de quelque
utilité dans une affection où tous les symptômes
sont rapportés à un accroissement exagéré de cette
tension. Il n'en est rien pourtant. L'expérience a
montré (de Græfe, Derby (1), Galezowsky (2), etc.)
que ce médicament était ici des plus dangereux.
La simple instillation de quelques gouttes d'un collyre à l'atropine, a été suivie dans un grand nombre
de cas, chez des malades atteints de glaucome inflammatoire chronique, de l'apparition rapide d'une
attaque suraiguë, si bien que ce moyen se trouve
maintenant banni d'une façon presque absolue
de cette partie de la thérapeutique oculaire.

(1) H. Derby, *Transactions of the American Ophth.
soc.* 1869, p. 34

(2) Galézowski, *Traité des maladies des yeux*, 1875 p.
762.

L'éserine qui semblerait destinée à produire
en tout des effets opposés à ceux de l'atropine, puisqu'elle constitue un puissant myotique, a été vantée
aussi comme propre à diminuer la tension intra-
oculaire et à enrayer la marche du glaucome chronique. Ses effets ont été trop peu étudiés pour que
je puisse faire autre chose que signaler ici son
emploi. C'est un point qui vient seulement, on
peut le dire, d'être mis à l'étude.

6° *De l'iridectomie dans le Glaucome secondaire.*

Un très-grand nombre d'affections oculaires
s'accompagnent à un degré plus ou moins considérable d'une augmentation de la tension intra-
oculaire, sans que pour cela on puisse dire que
l'on ait affaire à un glaucome consécutif. Pour
admettre l'existence de ce dernier, il faut rencontrer à la suite d'une première affection oculaire
l'ensemble des phénomènes caractéristiques du
glaucome, à savoir : les douleurs ordinaires, le
rétrécissement caractéristique du champ visuel,
la perte de la sensibilité de la cornée, le trouble
commençant des milieux, etc. L'excavation papil-
laire elle-même peut être constatée.

Conjonctive et cornée. — On n'a jamais signalé
une affection de la conjonctive comme point de départ de cette maladie. Celles *de la Cornée* au con-

traire, la provoquent assez souvent. Une lésion
persistante de cette membrane peut sans doute
être le point de départ d'une irritation ciliaire qui
amène l'hypersécrétion des liquides intra-oculaires. Certaines lésions paraissent plus particulièrement propres à provoquer l'apparition du
glaucome.

Le pannus, les cicatrices d'origine très-diverse
qui peuvent siéger sur la cornée sont signalés par
de Græfe d'une façon particulière On a remarqué
que le glaucome secondaire se montre surtout dans
les cas où les cicatrices sont atteintes d'ectasie et
lorsqu'elles tendent à constituer un staphylome.
Faut-il admettre que l'ectasie traduit simplement
alors le fait d'un trouble déjà établi dans les sécrétions intra-oculaires, ou bien que l'état ectatique
a lui-même une action sur ces dernières? C'est
une question à laquelle il est difficile de bien répondre. Dans tous ces cas du reste il existe de fréquentes complications. La part afférente à la lésion
cornéale est souvent bien difficile à déterminer.
Le pannus s'accompagne souvent en effet d'iritis
séreuse, et les cicatrices leucomateuses sont elles-
mêmes compliquées fréquemment de ces adhérences de l'iris qui deviennent si importantes et si
étendues dans le staphylome, même partiel, qui
résulte d'une cicatrice.

La kératite diffuse et en bandelette que de
Græfe a décrite le premier et qui est constituée

par des opacités placées au niveau de la fente pal-
pébrale sous la forme de deux triangles latéraux
plus ou moins développés, deviendrait assez souvent la cause du glaucome secondaire.

Les individus atteints d'*ectasie congénitale de la
cornée*, (*cornée globuleuse, staphylome pellucide,
etc...*) sont souvent par la suite frappés de glaucome. L'iridectomie peut trouver son emploi dans
le glaucome secondaire résultant de ces diverses
lésions de la cornée, lorsque des paracentèses
répétées n'auront pas réussi à enrayer la maladie. En général l'état de la cornée et de l'iris sont
tels que l'opérateur ne peut se proposer qu'un seul
but, supprimer des douleurs parfois très-vives.
Lorsque le staphylome cornéen est arrivé à un
degré tel que la cornée tout entière forme une
saillie globuleuse, opaque, cicatricielle, derrière laquelle l'iris se trouve accolée en même temps que
le cristallin est frappé d'opacité, luxé peut-être,
l'iridectomie ne saurait convenir. Il faut sacrifier
l'œil.

L'iritis peut devenir le point de départ du glaucome secondaire, une de ses variétés du moins,
l'iritis séreuse, et spécialement cette forme désignée anciennement sous le nom d'*hydro-capsu-
lite*. La maladie est, dans d'autres cas, causée par
l'existence de synéchies, qui entretiennent d'a-
bord dans l'iris un état d'irritation continuelle,
et finalement conduisent l'œil au glaucome.

Nous reviendrons sur ce point un peu plus loin.

La *choroïdite*, dans ses formes plastique et purulente, et même la choroïdite séreuse, dans un très-grand nombre de cas, ne s'accompagnent d'aucune élévation de la tension intra-oculaire, ou même sont suivies d'une diminution de cette tension. Pourquoi, dans certains cas, la choroïdite séreuse arrive-t-elle au glaucome? C'est ce que l'on ne peut dire. La scléro-choroïdite postérieure, bien plus souvent que la choroïdite, détermine ces accidents (de Græfe). L'iridectomie serait tout aussi utile dans ces formes du glaucome que dans le glaucome primitif lui-même.

Cristallin. — On a signalé un certain nombre de glaucomes aigus développés quelque temps après l'apparition d'une cataracte simple en apparence. Il n'est pas vraisemblable que ce glaucome dépende de la cataracte; on pourrait croire bien plutôt que cataracte et glaucome se sont développés sous la même influence.

Le glaucome secondaire, au contraire, est fréquemment causé par des lésions du cristallin : luxations, déviations à la suite de la destruction des attaches de la lentille, comme dans le ramollissement du corps vitré par exemple, lésions traumatiques, abaissement chirurgical, etc... Dans tous ces cas, une seule opération est véritablement rationnelle, c'est l'extraction de la lentille malade. Mais il faut savoir que cette opération

expose aux plus grands dangers, car, dans ce cas,
rien ne peut empêcher l'humeur vitrée dont la
capsule hyaloïde est ouverte, et qui, d'ailleurs,
est plus ou moins liquéfiée, de sortir en presque
totalité de l'œil. On pratique volontiers alors une
simple iridectomie dans l'espoir d'enrayer la maladie et de calmer les douleurs. Ce dernier résultat
peut être assez facilement obtenu, surtout si l'on
a soin de faire porter l'opération sur la portion de
l'iris que le cristallin malade vient particulièrement irriter. Mais on ne gagne pas grand chose
au point de vue de la vision. Nous avons vu que
l'opération d'Hancock avait parfois, dans des cas
de ce genre, soulagé les malades tout aussi bien
que l'iridectomie.

Néoplasmes. — Les néoplasmes de l'œil, qui
peuvent se compliquer de glaucome, c'est-à-dire
les sarcomes de la choroïde, ne sauraient comporter l'iridectomie. L'opération qu'ils réclament
est tout indiquée.

La *rétine* peut être le point de départ de la
forme spéciale du glaucome connue sous le nom
de Glaucome hémorrhagique (1). Cette maladie,
que la choroïde y ait part ou non, comme on le dis-
cute encore, se comporte toujours à la façon d'un

(1) Consultez : Hache, thèse de Paris 1874, *du glaucome
hémorrhagique*; Poncet, *bulletin de la Soc. de chir.* 1876
— article de Panas dans ses *leçons sur les maladies des
membranes profondes du globe de l'œil.*

glaucome inflammatoire, quelquefois d'un glaucome foudroyant. Les signes objectifs et subjectifs
réunissent assez bien dans une même affection la
rétinite hémorrhagique et le glaucome.

De Græfe avait reconnu que dans cette grave
maladie l'iridectomie n'est d'aucun secours. Elle
ne produit aucune détente de la pression intra-
oculaire ; elle provoque la plupart du temps des
hémorrhagies nouvelles, accident qui se produit
nous le savons, mais dans des proportions moin-
d'es pour le glaucome proprement dit. Après de
Græfe tous les chirurgiens se sont rangés à son
opinion, et il n'est personne aujourd'hui qui re-
commande l'iridectomie en ce cas. On l'a essayée
quand même pour faire cesser des douleurs trop
vives. Ainsi Hirschberg dans le tableau que j'ai
signalé indique qu'il l'a pratiquée quatre fois. Il
n'y eut d'après lui un peu d'amélioration que dans
un seul cas. Quand l'œil est complètement perdu
pour la vision, et qu'il reste encore le siège de
douleurs intolérables, il me semble sage d'accepter
le précepte de de Græfe, et de pratiquer aussitôt
que possible l'énucléation de l'œil.

B. — *De l'Iridectomie dans les diverses affections*
de l'œil.

Nous avons vu que des lésions de telle ou telle

partie de l'œil pouvaient aboutir à la formation d'un glaucome secondaire, maladie qui, quelle que fût son origine, ressemblait en définitive par la plus grande partie de ses traits symptomatiques au glaucome proprement dit. L'extension de l'iridectomie aux cas de cette espèce était toute naturelle.

On a poussé les choses plus loin, et, en l'absence de tout glaucome secondaire, on a essayé de l'opération, toujours au titre antiphlogistique, dans les affections les plus diverses des membranes de l'œil. Ces tentatives très-raisonnables dans quelques cas, ont été trop souvent faites d'une façon aveugle et sans règle d'aucune sorte. Nous allons les énumérer en suivant encore ici l'ordre anatomique des lésions auxquelles on se proposait de remédier.

Inflammation, abcès et ulcères de la cornée. — On a pratiqué souvent l'iridectomie pour les lésions que nous venons d'énumérer, dans l'espoir de les rendre moins durables, de prévenir les déformations de la cornée, ou d'empêcher sa perforation. On n'a pas le droit de proscrire absolument une intervention qui a été jugée utile dans quelques cas par des praticiens expérimentés et consciencieux; mais il faut convenir que la plupart du temps on devra s'en passer. Les collyres, à l'atropine et à l'éserine, les paracentèses simples, des opérations spéciales, comme celle de Sæmich, ou comme une incision périphérique simple de la cornée, etc... permettront presque toujours d'obtenir à beaucoup moins de frais le résultat que l'on pouvait attendre de l'iridectomie.

On peut parfois se proposer un double but en pratiquant l'iridectomie pour les ulcères ou les abcès de la cornée. Lorsqu'il s'agit de personnes adultes chez lesquelles on ne peut espérer de voir disparaître les opacités que laisseront certainement les lésions cornéales, on peut être amené à pratiquer au cours de la maladie une iridectomie qui aura deux effets. Dans le présent elle facilitera la guérison de la lésion cornéale, et elle aura ouvert pour l'avenir aux rayons lumineux une voie que l'existence d'une large opacité aurait toujours rendue nécessaire.

Pauchon (1) a proposé d'essayer l'iridectomie dans le traitement des *taies de la cornée*, et il conseille de l'employer même lorsqu'elles sont anciennes et qu'elles paraissent absolument indélébiles. Mais son mémoire ne fournit aucune bonne raison à l'appui de l'opinion qu'il défend. Les observations sur lesquelles il s'appuie peuvent à peu près toutes recevoir une interprétation bien différente de celle qu'il leur donne. Non, il n'est vraiment pas raisonnable de chercher à faire disparaître par l'iridectomie une vieille cicatrice cornéale.

---

(1) Pauchon, thèse de Paris 1872, *de l'iridectomie curative dans les opacités de la cornée.*

L'*iritis* devient une source d'indication pour l'iridectomie dans un assez grand nombre de cas. Des synéchies partielles, même peu étendues, entretiennent souvent, comme l'on sait, un état de perpétuelle irritation de l'iris à la suite de laquelle s'établissent ces iritis à rechûte qui peuvent finir par se compliquer de lésions plus profondes du globe oculaire. L'iridectomie peut être évitée par ce que l'on a appelé la *corelysis* lorsque les synéchies ne sont pas par trop étendues. On introduit par l'ouverture d'une ponction faite à la cornée un crochet spécial (spatule de Streatfield, — crochet de Weber) qui est ensuite glissé entre la cristalloïde et l'iris de façon à saisir la synéchie pour la déchirer. Au lieu d'un crochet, Passavant emploie une petite pince, mais l'opération est la même.

Une synéchie postérieure totale indique plus réellement l'iridectomie alors même qu'elle ne serait pas imposée absolument par l'existence de dépôts opaques dans le champ pupillaire. Lorsqu'en effet la pupille adhère par tout son pourtour à la capsule cristallinienne, la sécrétion de la face postérieure de l'iris et des procès s'accumule dans la chambre postérieure et refoule la membrane en avant. Ainsi distendue l'iris et bientôt le corps ciliaire s'enflamment de plus en plus; l'œil durcit plus ou moins, mais souvent aussi, au moins au bout d'un peu de temps, il se ramollit d'une manière remarquable. A cet état l'iridec-

tomie convient merveilleusement. Le rétablisse-
ment de la communication interrompue entre les
deux chambres met l'iris et l'œil tout entier dans
des conditions de vitalité meilleure et les accidents sont définitivement enrayés du premier coup
la plupart du temps.

Irido-choroïdite sympathique. — Dans cette forme malheureusement les résultats de l'iridectomie
sont bien différents de ce que nous venons de
voir.

On sait qu'il est recommandé dans toutes les
formes de l'ophthalmie sympathique de pratiquer le plus tôt possible l'ablation de l'œil qui est
le point de départ de la maladie. Quand l'autre
œil n'a encore subi que peu d'atteinte, on voit à la
suite de l'énucléation disparaître d'ordinaire assez
complétement les accidents qui l'avaient menacé;
mais lorsque déjà les lésions sont un peu avancées
il n'en est plus de même. L'ophthalmie sympathique consiste, en effet, dans une irido-cyclite
qui a pour caractéristique la production rapide
et abondante de masses néoplasiques vasculari-
sées à la face postérieure de l'iris et du corps
ciliaire et ces masses ne rétrogradent pas spon-
tanément.

On a naturellement essayé là l'iridectomie. Or
l'expérience a montré que cette opération ne produisait aucun résultat utile tant que la maladie
possédait encore quelque activité, c'est-à-dire pen-

dant des mois et quelquefois des années. Toutes les fois qu'on a essayé d'intervenir trop vite, on a vu la brèche insignifiante que l'on avait pratiquée à l'iris se combler avec une extrême rapidité par des masses néoplasiques volumineuses. Il faut dans ces *iritis malignes* laisser la maladie s'user en quelque sorte sur place, employer seulement un traitement médical convenable, et attendre que toute vascularisation de l'iris et que toute douleur dans l'œil aient disparu. Alors seulement on pourra essayer l'iridectomie : mais souvent à cette période le cristallin sera devenu plus ou moins opaque et il sera nécessaire de pratiquer en même temps son extraction. On fait ici une opération de nécessité au premier chef, et nous devons dire qu'il y a des exemples où, à la suite il est vrai d'un traitement bien long, des malades ont fini par arriver à se conduire très-bien. Ce résultat peut déjà paraître merveilleux.

Choroïdite. — Il n'y a même pas à discuter l'emploi de l'iridectomie au point de vue de son action curative dans les choroïdites. Nous avons, en parlant du glaucome secondaire indiqué tout ce qui était nécessaire.

Dans les scléro-choroïdites, et surtout dans la *scléro-choroïdite antérieure* l'influence de l'iridectomie serait très-considérable. Si un traitement interne rigoureux et l'emploi des paracentèses répétées n'arrêtaient point la maladie, on pourrait espérer de la voir céder à une iridectomie bien faite (1).

— Après avoir fourni ces indications, ai-je besoin d'ajouter que l'excision de l'iris a été appliquée par divers opérateurs à tous les cas possibles.

Lorsque de Graefe eut fait connaître ses avantages dans le glaucome, ce fut un engouement presque universel, on l'employa à tort et à travers dans les cas obscurs ou difficiles, et on put dire que l'iris ne semblait avoir été faite que pour l'iridectomie. Elle a été essayée par exemple dans l'atrophie de la papille, les embolies de la rétine, etc. — Il est clair que rien ne peut justifier ici son emploi.

(1) Pomier, *De l'iridectomie*, th. Paris, 1870, p. 62.

CHAPITRE II.

IRIDECTOMIE PROPHYLACTIQUE.

L'iridectomie prophylactique ou combinée peut
être adjointe à l'extraction de la cataracte, ou à la
discision.

*1° Iridectomie prophylactique dans l'opération de
de la cataracte par extraction.*

Cette combinaison des deux opérations a été faite
par nécessité à une époque déjà éloignée. Lorsque
l'iris adhère fortement par sa face postérieure à la
cristalloïde, il est impossible de pratiquer l'extraction de la lentille par les procédés ordinaires. Elle
reste en place quoique l'on fasse, si l'iris n'est pas
elle-même détachée sur une étendue plus ou moins
large. Chacun connaît le procédé au moyen du-
quel Wenzel surmontait cette difficulté. Après
lui tous les chirurgiens ont suivi sa méthode dans
les cas de ce genre.

C'est sous l'influence d'idées tout à fait différentes que l'opération vraiment prophylactique, a

été inventée et préconisée. Tout le monde savait
qu'un assez grand nombre de malades opérés de
la cataracte, par la méthode à lambeau, perdaient
les bénéfices de leur opération par le fait d'une iritis qui se déclarait au bout d'un temps assez
court. Cette iritis a été attribuée à plusieurs causes.
D'une part et surtout, on pensait que la lentille
pourrait au moment de sa sortie froisser, tirailler
l'iris et on supposait, non sans apparence de raison,
que ces traumatismes étaient le point de départ de
l'iritis consécutive. Puis, on savait que les parties
périphériques du cristallin, lorsqu'elles ont échappé
à l'opacification, ont de la tendance à rester sur
place après l'extraction du noyau, et que ces masses se gonflent, dépriment et excitent l'iris déjà
trop disposée à s'enflammer du fait de la contusion
qu'elle a subie.

D'un autre côté l'expérience avait démontré que
cette iris si sensible aux irritations presque insigni-
fiantes dont nous venons de parler, supportait ad-
mirablement l'incision, voire même l'excision. Il
était donc naturel de chercher par une iridectomie,
soit à enlever une partie supposée contuse de l'i-
ris, soit à mettre la membrane à l'abri de la contusion en facilitant par une brèche toute préparée
la sortie du cristallin, soit enfin à permettre la
sortie des masses corticales ou à empêcher leur
action d'être aussi nuisible sur l'iris. C'est ce que
l'on fit en combinant l'iridectomie à l'extraction

à lambeau, méthode qui se trouvait en possession de la faveur générale.

De Græfe proposa d'abord de n'employer l'iridectomie que dans les cas où l'iris avait été visiblement contusionnée ou même lorsqu'elle était venu faire plus ou moins saillie entre les lèvres de la plaie. Il ne visait que l'iritis traumatique. Mooren (1) recommanda de la pratiquer toutes les fois que l'on pensait devoir prendre pour une raison ou pour une autre des précautions particulières: ainsi lorsque l'opéré avait déjà perdu un œil par le fait d'une iritis à la suite d'une première opération de cataracte, ou bien lorsque la dilatation lente et imparfaite de la papille après les instillations d'atropine indiquait déjà avant l'opération une certaine raideur de l'iris. Jacobson adopta l'iridectomie et il déclara que sans chercher des motifs théoriques, sa grande raison à lui était que l'on obtenait réellement un plus grand nombre de succès.

La combinaison méthodique de l'iridectomie avec l'extraction à lambeau se faisait de deux façons différentes. Tantôt on pratiquait les deux opérations en même temps, tantôt on exécutait l'iridectomie quelques semaines avant l'extraction.

_____

(1) Mooren, die Verminderten Gefahren einer Hornhautverciterung bei der Staarextraction. Berlin, 1862, in-8°.

C'est Mooren qui défendit ce dernier procédé.
Jacobson au contraire, fut le promoteur de la
méthode qui réunissait les deux opérations dans
le même moment. Tout d'abord il ne pratiqua
l'iridectomie qu'après avoir fait sortir le cristallin.
C'était lorsque l'opération de l'extraction se trouvait en quelque sorte terminée, que Jacobson allait saisir avec la pince la portion d'iris qui pa-
raissait le plus contusionnée et qu'il l'excisait. Ce
procédé ne tarda pas à être modifié. Presque tous
les chirurgiens qui acceptèrent l'iridectomie se dé-
cidèrent à la faire avant la sortie du cristallin,
trouvant qu'il valait mieux empêcher la contusion
que la traiter une fois produite. En agissant ainsi,
du reste, on rendait l'issue de la lentille plus facile, et le sphincter irien n'était plus là pour se
contracter et retenir les masses corticales qui si
souvent se logent derrière l'iris.

Le procédé de Mooren ne trouva guère de partisans, non point qu'il ne put donner ce que l'on
avait espéré pouvoir lui demander, mais par
cette seule raison que l'on jugea impossible en
règle générale de soumettre à deux opérations successives des malades qui pouvaient avec presque
autant de sécurité en somme, être opérés en une
seule fois. Le procédé de Jacobson, modifié de la
façon que nous avons dit, partagea seul pendant
quelque temps avec l'extraction simple à lambeau
la faveur des chirurgiens.

On adressa pourtant à cette opération de nombreux reproches. Tout d'abord l'iridectomie elle-même fut prise à partie d'une façon générale. Comment, lorsqu'on pouvait si bien s'en passer, on allait remplacer une pupille ronde et mobile par une large échancrure toujours ouverte qui ne ressentant pas les effets des variations d'éclairage d'une façon suffisante, produisait des éblouissements gênants ! L'expérience ne prouvait-elle pas que l'orientation chez les opérés restait très-difficile, et qu'il leur était impossible souvent de distinguer, sans changer de verres, des objets placés à des distances différentes ? Ces reproches avaient bien quelque fondement. Ils en avaient d'autant plus que par le procédé de Jacobson on est forcé comme nous allons le voir de pratiquer la kérato-tomie inférieure. Dans ce cas après l'iridectomie, la brèche faite à l'iris reste toujours à découvert, car la paupière inférieure, à l'état normal, laisse libre la partie inférieure de la cornée. Critchett et Liebreich en n'excisant qu'une partie de l'iris, au niveau du bord de la pupille, évitaient peut-être les principaux inconvénients de l'iridectomie une fois faite. Mais en tiraient-ils au point de vue de l'opération et notamment pour l'issue des couches corticales tout le bénéfice que donne une iridectomie complète; non certainement. Les partisans du procédé de Jacobson passaient condamnation sur les inconvénients optiques de leur opération et disaient qu'ils étaient bien compensés par les résultats. D'après eux le nombre des succès complets était beaucoup plus considérable et cet argument devait suffire.

Pourtant un certain nombre de chirurgiens vint contester même ce dernier point, et montrer que l'opération de Jacobson exposait à des dangers considérables. Dans un œil largement ouvert par la kératotomie, aller prendre l'iris et la couper constitue un temps dangereux dans lequel le corps vitré a la plus grande tendance à faire hernie. Si l'on voulait tenter la kératotomie supérieure dans ce cas, les efforts qu'il faudrait faire avec la pince à fixation pour maintenir l'œil en bas rendraient cette issue du corps vitré presque inévitable; même avec la kératotomie inférieure, l'emploi de la pince à fixation ne laissant pas d'être quelque peu dangereuse, Jacobson recommandait l'emploi du chloroforme qui a bien quelques inconvénients et qui ne met pas à l'abri de tout accident. En somme une large issue de l'humeur vitrée qui peut vider l'œil presque complètement, voilà le très-grave accident qui devait éloigner de la kératotomie combinée à l'iridectomie les chirurgiens prudents.

L'iridectomie prophylactique n'aurait probablement pas joui longtemps du succès, modéré d'ailleurs, qui lui appartenait, si les conditions dans lesquelles on la faisait ne s'étaient pas trouvées bientôt complètement changées par l'introduction de l'extraction linéaire.

On sait comment de Græfe, après des tentatives commencées en 1853 et longtemps poursuivies par lui, finit en 1866 par proposer un procédé d'extraction linéaire applicable aux cataractes séniles aussi bien qu'aux cataractes molles qui seules bénéficiaient autrefois de la méthode. L'issue par une incision linéaire et tout à fait périphérique (scléroticale) d'un cristallin volumineux et dur rendait l'iridectomie absolument nécessaire.

Les avantages d'une incision linéaire sont évidents. La plaie se trouve réduite à son minimum ; ses deux bords, toujours bien adaptés, se réunissent vite et ne sont pas exposés, autant que dans la kératotomie ordinaire, à la suppuration. A ce point de vue, le procédé de de Græfe renfermait des avantages incontestables ; mais l'iridectomie continuait à trouver des ennemis. Ici, à certains égards, elle était moins dangereuse que dans le procédé de Jacobson. L'issue du corps vitré ne pouvait jamais être aussi considérable : notons qu'elle était assez fréquente cependant. — Par contre, l'iridectomie avait un inconvénient particulier sur lequel on pouvait insister : l'hémorrhagie. La chambre antérieure se remplit aisément de sang pendant l'iridectomie de l'extraction linéaire, et ce sang ne peut s'écouler facilement comme il le fait dans la kératotomie inférieure. Pour être juste, il faut dire que, la plupart du temps, avec quelques pressions légères exercées sur la cornée au moyen de la curette ou du doigt appuyé sur la paupière inférieure, on parvient à lui donner issue. Une iris saine ne donne, d'ailleurs, en général, qu'une hémorrhagie légère, et qui s'arrête très-vite. Si, malgré tout, il reste une certaine quantité de sang dans la chambre antérieure, on est souvent fort gêné pour conduire le kystitome sur la capsule. Avec un peu d'habitude assurément, on arrive quand même à exécuter cette manœuvre; mais, pour beaucoup de chirurgiens, il n'y en a pas moins là une difficulté réelle.

Sans contester les succès que pouvait fournir la méthode de de Græfe, mais dont les statistiques ne sauraient toujours donner une idée absolument exacte, un grand nombre de chirurgiens, dans ces dernières années, se sont appliqués à se débarrasser de l'iridectomie, tout en conservant, du reste, autant que possible, une incision linéaire.

MM. Warlomont et Lebrun, en 1872, proposaient de pratiquer l'extraction au moyen d'un petit lambeau peu élevé, situé dans la partie supérieure de la cornée; ils faisaient cette opération sans iridectomie. En 1873, le docteur Michel publiait un procédé analogue, et, la même année, à la Société de Chirurgie, M. Perrin donnait le sien, qui a aussi quelque parenté avec les précédents.

Le procédé de M. Notta, publié aussi en 1873, et dans lequel la section de la cornée semble un peu inspirée du procédé de Kuechler (1868), comporte aussi l'absence d'iridectomie, tout en réalisant parfaitement la section linéaire. On a vu enfin, dans ces dernières années, revenir à l'extraction sans iridectomie, des opérateurs qui avaient véritablement porté aux nues autrefois l'extraction linéaire de de Græfe. De Weckeı en particulier, qui s'était attaché avec tant de force à démontrer par ses résultats statistiques la supériorité de cette dernière, a envoyé à l'Institut, en 1875, une note contenant des indications sur un procédé qu'il suit maintenant, et qu'il désigne sous le nom d'extraction à lambeau périphérique. Nous voici presque revenus, comme on le voit, au point de départ, à la kératotomie supérieure. De Wecker ne pratique pas l'iridectomie ; mais il instille entre les paupières quelques goutte d'ésérine qui ont pour effet de maintenir l'iris dans sa position normale ou de l'y ramener si elle tendait à en sortir. C'est qu'en effet, dans tous les procédés que nous venons d'énumérer, et surtout dans ceux de Warlomont, Perrin, Notta, l'enclavement de l'iris est un accident fréquent. Peut-être l'ésérine y remédiera-t-elle jusqu'à un certain point. Mais est-on bien sûr que l'emploi de ce médicament n'ait pas quelque inconvénient ? L'avenir seul pourra nous éclairer sur ce point.

Après ce court exposé des variations qu'a subies la question de l'iridectomie appliquée à la cataracte, pouvons-nous conclure à l'utilité ou à l'inutilité de cette opération ? Devons-nous la prescrire ou la supprimer décidément dans l'extraction ? Nous nous garderons bien de trancher de la sorte. Nous ne pouvons nous empêcher de trouver étonnant, et presque désolant, que des opérateurs comme de Wecker rejettent si absolument l'iridectomie, c'est-à-dire précisément cette partie de l'opération à laquelle ils attribuaient la plus large influence sur les bons résultats qu'ils obtenaient. On évite les enclavements avec l'ésérine, je le veux bien ; mais tout le reste est-il donc changé ? N'y a-t-il plus de tiraillement de l'iris et d'iritis consécutive ? Plus de masses corticales qui vont s'accumuler derrière l'iris, se gonfler, irriter la membrane et rétablir en même temps une cataracte secondaire ? C'était bien là ce qui militait en faveur de l'iridectomie, et tout cela n'a pas cessé subitement d'exister.

Il faut penser que tous ces inconvénients n'avaient pas toute l'importance qu'on leur attribuait. L'issue d'un cristallin même volumineux ne contusionne pas souvent l'iris ; des portions corticales même assez abondantes se résorbent souvent sans laisser de traces. Les chances mauvaises que l'on éviterait en faisant l'iridectomie ne sont donc pas nombreuses. Pouvons-nous les évaluer exactement et les mettre en balance avec les inconvénients mêmes de cette dernière opération ? Cela nous paraît impossible.

Peut-être dans l'avenir une appréciation diagnostique plus exacte des divers cas de cataracte permettra-t-elle de poser des indications opératoires plus précises que celles sur lesquelles nous nous basons actuellement. Il est possible que l'on arrive à dire, même dans la simple cataracte sénile : telle iris, tel cristallin réclament l'iridectomie ; elle ne convient pas à tels autres. Jusque-là, chaque praticien continuera, comme par le passé, à obéir à son inspiration ou plutôt à pratiquer, parmi les deux ou trois méthodes qui donnent le plus de succès, celle qu'il a le mieux apprise, à laquelle il est le mieux habitué, celle qui, par cela même, lui paraît ou la plus simple ou la plus sûre.

2° Iridectomie combinée à la Discision.

Dans les cataractes molles du jeune âge, la discision simple est généralement très-bien supportée par l'œil. Le cristallin étant très-mou ou tout à fait diffluent, l'iris étant peu irritable, aucun accident ne doit être redouté. Pourtant il y a, même pour le jeune âge, quelques exceptions. Certaines variétés de cataracte peuvent n'avoir pas la mollesse

que je supposais tout à l'heure, les cataractes zo-
nulaires, par exemple, d'où résulte que la discision peut être suivie pour elles d'un gonflement
considérable du cristallin, capable, même chez des
enfants, de produire de fâcheux effets. On essaie
de se mettre à l'abri de ces accidents en ne pratiquant à la capsule du cristallin que de très-petites
ouvertures. L'iridectomie nous protége encore
mieux contre eux ; une fois excisée, l'iris supporte
assez bien le contact des masses corticales et la pression qui s'exerce derrière sa face postérieure du fait
de ces masses plus ou moins augmentées de volume.

La discision pour les cataractes molles de l'a-
dulte peut réclamer bien plus énergiquement encore la discision ; là, en effet, l'iritis est, comme
on le sait, très-commune après l'opération par le
fait des irritations que l'iris subit de la part du
cristallin plus ou moins altéré et gonflé.

De Græfe ajoutait comme indication de l'iridectomie dans la discision un état de paresse de
l'iris que l'atropine permet de constater et qui in-
diquerait soit une plus grande irritabilité de l'iris,
soit une ancienne iritis, soit quelques synéchie
restées inaperçues.

Aujourd'hui l'extraction linéaire ou les méthodes qui s'en rapprochent plus ou moins ont
remplacé presque complétement la discision et
surtout la discision combinée à l'iridectomie. Je
me contenterai donc de ces brèves indications.

CHAPITRE III.

IRIDECTOMIE OPTIQUE.

On peut être amené à pratiquer une brèche à l'iris pour fournir une nouvelle voie aux rayons lumineux, lorsque des obstacles se trouvent placés sur leur route normale. Ces obstacles peuvent siéger :

1° Dans la cornée ;

2° Au niveau de la pupille :

3° Dans le cristallin.

1° *Affections de la cornée.* — Les opacités simples, qu'il s'agisse d'un véritable leucome ou d'un léger trouble du tissu cornéen, siégent souvent dans la partie centrale de la cornée, au niveau de la pupille et, par conséquent, s'opposent d'une manière plus ou moins complète à l'accès des rayons lumineux dans l'intérieur de l'œil. Il ne faut pas perdre de vue que des opacités très-légères, et que l'on a quelque peine à découvrir parfois au premier examen, gênent la vision d'une façon souvent plus grave que les leucomes eux-mêmes à cause de la diffusion qu'elles provoquent.

Si la pupille n'était pas cachée complétement

par les taches cornéennes, on pourrait se con-
tenter de l'emploi des lunettes sténopéiques. Mais
les cas de cette espèce sont rares et presque toujours on est obligé d'en venir à la création d'une
pupille artificielle.

Plusieurs méthodes ont été, à diverses époques,
conseillées pour la création de la pupille artificielle
dans ce cas. L'iridectomie, telle que nous la pra-
tiquons aujourd'hui, reste encore, malgré les tentatives qui ont été faites de plusieurs côtés pour
la remplacer, l'opération par excellence dans le
cas dont nous parlons.

Lorsque l'on a affaire à un leucome ancien,
étendu, et datant de l'enfance, ainsi que la chose
arrive presque toujours, on doit, avant de songer
à créer une pupille artificielle, s'assurer de l'état
des parties profondes de l'œil. Il faut en un mot
voir où en est la force visuelle. Plusieurs manœuvres sont recommandées dans ce but. Si le
leucome n'est pas par trop étendu, on pourra, en
dilatant la pupille par l'atropine, créer autour de
lui une zone libre à travers laquelle les rayons
lumineux pénètreront dans l'œil. L'application
de lunettes à fente sténopéique dans le lieu où
nous voudrons placer la pupille, et, s'il le faut, de
verres destinés à corriger les anomalies de réfrac-
tion et d'accomodation de l'œil nous permettra de
connaître à l'avance le résultat que nous devons
atteindre par l'opération. Si l'emploi continu de

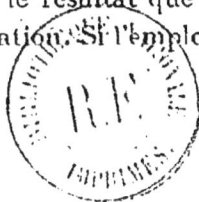

l'atropine n'était pas chose impossible, on pourrait de la sorte éviter toute opération.

Si des synéchies empêchaient la dilatation de la pupille, l'examen de la sensibilité rétinienne au moyen de la lampe nous resterait. Il ne faut pas oublier, pour cet examen, que, dans certains cas de leucomes anciens datant de la première enfance, il peut exister un certain degré d'insensibilité rétinienne dû à un défaut d'usage, qui s'accompagne d'erreurs curieuses dans la projection des impressions lumineuses. Cet état présente ce phénomène caractéristique de s'améliorer rapidement par une sorte d'éducation si l'on recommence plusieurs fois l'examen.

La recherche des phosphènes vient compléter enfin l'examen de l'œil au point de vue de la vision.

Quand il est bien établi par les investigations auxquelles on s'est livré que la force visuelle est bonne ; quand on n'a pas à redouter la découverte après l'opération d'une amaurose ou d'un décollement rétinien, on a le droit d'espérer le meilleur résultat de l'iridectomie.

Le lieu où l'opération doit se pratiquer est naturellement subordonné à l'état de la cornée. S'il ne reste qu'une portion transparente peu étendue de la cornée, il faut bien opérer là. Si l'on a le choix, on se conforme aux règles connues qui indiquent de placer la pupille artificielle dans la partie inférieure de l'iris à la partie interne plutôt qu'à la partie externe. Les dimensions de l'excision irienne sont comme on le sait réduites à des proportions bien moindres que pour l'iridectomie antiphlogistique ou prophylactique.

Une opération ainsi pratiquée donnera dans presque tous les cas les meilleurs résultats, et je ne crois point que les méthodes proposées pour la remplacer puissent faire mieux qu'elle.

Il ne faut pas croire que l'iridectomie ait été de tout temps la méthode de prédilection pour la création d'une pupille artificielle. L'*iridotomie* fut pratiquée la première et pour la première fois en 1728 (Cheselden ; elle fut répétée assez fréquemment dans le XVIIIe siècle.

En 1780, Wenzel père, pratiqua la première iridectomie, mais son procédé n'était pas applicable à l'iridectomie optique proprement dite. Beer créa celui qu'emploient actuellement presque tous les chirurgiens.

Cependant d'autres méthodes ont cherché à remplacer l'iridectomie. Ainsi l'*Iridodyalisis* opération qui a pour but de décoller l'iris à son bord ciliaire (Assalini, 1786), l'*Iridenkleisis* qui a pour but d'attirer l'iris dans une petite plaie soit de la cornée soit de la sclérotique et de créer ainsi une pupille allongée dans le sens de l'enclavement. Critchett a cherché à réhabiliter cet ancien procédé en décrivant sous le nom d'*Iridodesis* une opération

qui s'en rapproche beaucoup. Il attire l'iris dans
une petite plaie faite à la sclérotique et l'y fixe au
moyen d'une ligature ; on pourrait en répétant l'o-
pération dans le point opposé obtenir une pupille
en forme de fente analogue à celle du chat. On
peut se passer de la fixation par la ligature comme
Stellvag de Carion, de Wecker et de Græfe l'on
montré.

Aucun des procédés que je viens d'indiquer ne
méritait de se substituer à l'iridectomie. L'iridodyalisis est d'une exécution trop incertaine ; les
procédés qui comportent l'enclavement de l'iris
exposent trop aux irido-choroïdites et au glaucome
pour être conservées comme opérations courantes.

L'iridotomie que de Wecker a cherché à rajeunir
dans ces dernières années et qui est d'une exécution toujours bien délicate ne convient pas dans
le cas de leucome ; une tache qui masque le bord
pupillaire empêche d'une façon presque absolue
toutes les manœuvres auxquelles l'opérateur devrait se livrer.

Lorsque nous n'avons plus un leucome simple,
mais bien *un leucome adhérent*, l'iridectomie sera
naturellement plus difficile à pratiquer que dans
le cas de leucome simple. Des pinces devront aller
prendre l'iris pour l'attirer un peu au dehors et
on sait que dans cette manœuvre l'œil court quelques dangers. En effet, les tractions exercées sur
les adhérences de l'iris peuvent provoquer la dé-

chirure de la capsule cristalline et une cataracte
consécutive. Mais il faut remarquer avec Pomier (*Thèse inaugurale*, p. 30), que ce danger
semble avoir été quelque peu exagéré. Dans les
grands leucomes qui succèdent à des perforations
de la cornée, souvent il n'y a plus de cristallin,
soit qu'il se trouve résorbé, soit qu'il ait été ex-
pulsé à travers la perforation. Dans les autres,
quelques légères tractions sur l'iris sont généralement innocentes.

2° *Obstructions du champ pupillaire.* — Elles
peuvent résulter de deux ordres de causes : d'exsudats déposés au niveau de la pupille par le fait
d'une iritis ou d'une irido-cyclite, ou bien d'une
cataracte secondaire.

L'iridectomie dirigée contre les exsudats de l'i-
ris qui obstruent la pupille est toujours autant
antiphlogistique qu'optique. La séparation des
deux chambres de l'œil conduit infailliblement au
glaucome secondaire, comme nous l'avons vu. L'o-
pération donnera un bon résultat si elle est faite
à une époque convenable, c'est-à-dire lorsque
tous les symptômes inflammatoires seront tom-
bés. Jusque-là, chaque excision de l'iris risque
d'être suivie de la reproduction en quantité énorme
de nouveaux dépôts membraneux. Ce n'est du
reste qu'en répétant plusieurs fois l'arrachement
de membranes semblables, que, même dans des cas
relativement simples, on pourra finir par obtenir

une petite ouverture suffisante pour les besoins de la vision.

Il n'y a rien de spécial à dire pour l'*iridectomie dans la cataracte secondaire*. Ici encore l'opération est souvent antiphlogistique autant qu'optique. Ici encore la reproduction de masses opaques est fort à craindre. Les tissus néoformés sont en effet très-irritables et supportent mal les lésions chirurgicales qu'on leur fait subir.

3º *Affections du cristallin*. — *Des cataractes capsulaires* centrales empêchent souvent la vision, alors que toutes les parties périphériques de la lentille habituellement cachées derrière l'iris sont parfaitement transparentes, ainsi qu'on s'en assure par l'emploi de l'atropine; *des cataractes zônulaires* peuvent de même comporter une large zône périphérique bien perméable aux rayons lumineux; *un cristallin luxé* s'est trouvé quelquefois dans une position telle que la pupille étant dilatée, il laissait libre au-dessus de lui un assez large espace par lequel pouvaient passer les rayons lumineux. Tous ces cas comportent l'établissement d'une pupille optique dans les meilleures conditions et dispensent de l'extraction. C'est dans ce cas surtout, selon de Wecker et ses élèves (1), que l'iridotomie peut entrer sérieusement en concurrence avec l'iridectomie.

_____

(1) Michelon, thèse de Paris, 1876, p. 49. — *De l'iridotomie*.

On a fait à l'iridectomie optique un certain
nombre de reproches. On a dit qu'elle causait des
éblouissements souvent considérables et qu'elle
pouvait provoquer, soit de la diplopie, soit du strabisme, ce qui amenait les chirurgiens à se poser
cette question : faut-il opérer lorsqu'il existe un
second œil à l'état d'intégrité ?

L'éblouissement ne se montre que rarement, et
seulement dans le cas où on a ouvert une trop
large pupille. Il peut être corrigé jusqu'à un certain point, et il ne mérite pas de nous arrêter.

On croyait autrefois que la *diplopie* ne pouvait
pas manquer de se produire après l'iridectomie. La
raison que l'on en donnait, était que les images
imprimées sur la rétine par des rayons reçus à
travers une pupille artificielle ne pouvaient se
faire sur la macula. Or les recherches récentes de
Knapp et de Volkmann (1) ont démontré que les
parties périphériques du cristallin peuvent encore
donner des images nettes, et l'on sait aussi que
ces images se font sur la tâche jaune lorsque l'axe
optique est fixé sur l'objet considéré, aussi bien
dans l'œil pourvu d'une pupille artificielle que
dans l'œil normal. La diplopie a pourtant été constatée assez souvent après l'iridectomie : mais elle
tient alors à une déviation de l'œil, à un véritable
strabisme.

(1) Cité par de Wecker, *Traité des mal. des yeux*, t.I,
p. 426.

Le strabisme existait quelquefois avant l'opération ; mais comme il était peu prononcé il était resté inaperçu ; il est parfaitement justiciable de la ténotomie, d'autres fois il se produit réellement après elle, c'est lorsque pour une raison ou pour une autre, l'image nouvelle fournie par l'œil opéré ne peut pas être fusionnée facilement avec celle de l'autre œil. Il faut surtout noter, comme mettant obstacle au fusionnement, l'état trouble de l'image qui se produit du côté opéré, soit parceque des opacités légères existent encore sur la portion de cornée derrière laquelle on a pratiqué l'excision de l'iris, soit parceque des modifications dans les milieux (allongement de l'œil, perte du cristallin) ont créé de ce côté une refringence tout à fait différente de celle qui s'observe dans l'autre œil.

En résumé il n'y a point de raison pour ne pas pratiquer l'iridectomie optique sur un œil lorsque l'autre est sain. L'opération n'est pas dangereuse ; elle ne présente aucun inconvénient pour l'autre œil et elle a plusieurs avantages. Elle élargit toujours le champ visuel, rétablit souvent la vision binoculaire et enlève aux malades la crainte continuelle dans laquelle ils vivent de se trouver condamnés à une cécité au moins temporaire au moindre accident qui viendrait frapper l'œil sain.

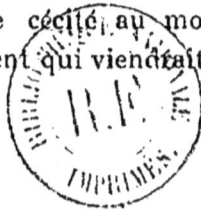

TABLE DES MATIÈRES.

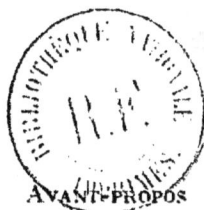

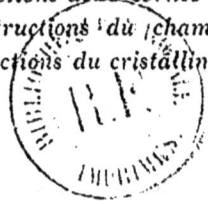

Paris. — Impr. F. PICHON, 21, rue des Feuillantines, et 14, rue Cujas.

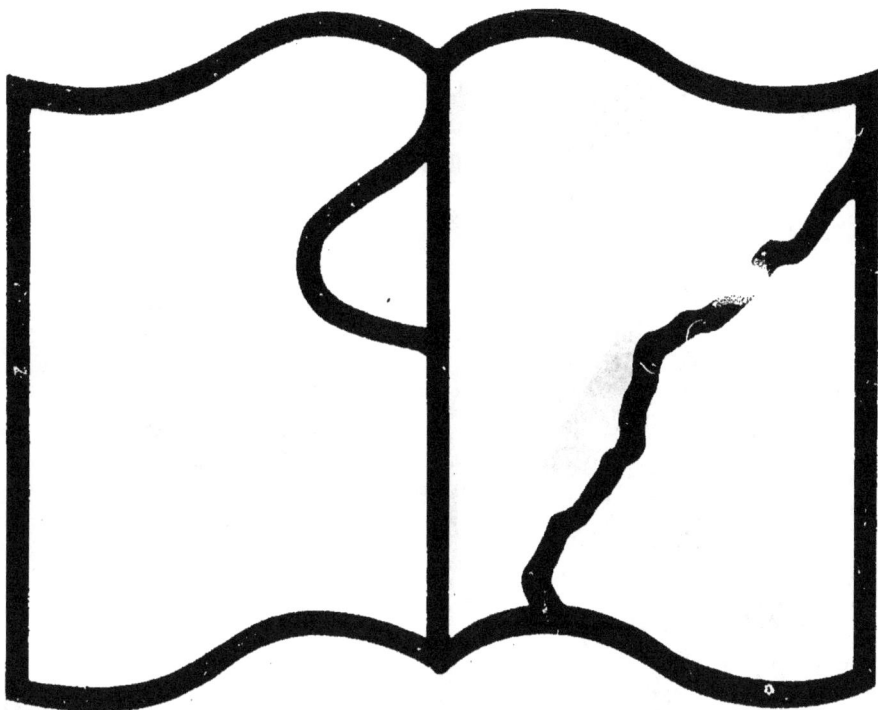

Texte détérioré — reliure défectueuse

NF Z 43-120-11

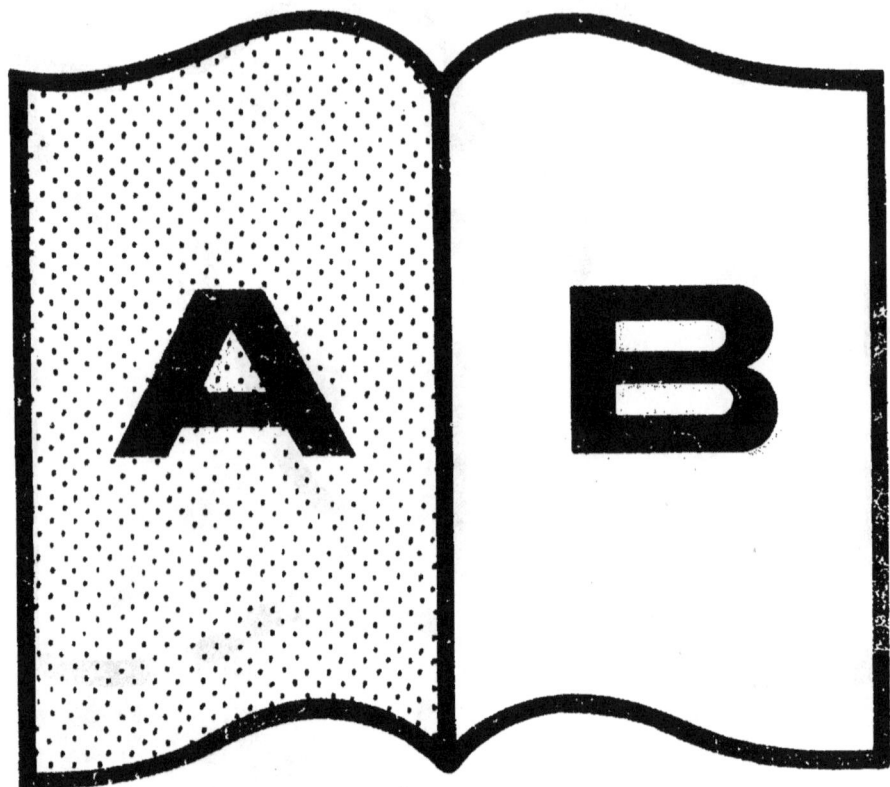

Contraste insuffisant

NF Z 43-120-14

www.ingramcontent.com/pod-product-compliance
Lightning Source LLC
Chambersburg PA
CBHW071455200326
41519CB00019B/5740